ISBN: 978-2-360470-02-0


Une marque du groupe éditorial PIKTOS
Z.I. de Bogues – rue Gutenberg – 31750 Escalquens
Bureau parisien : 6, rue Régis – 75006 Paris

**www.piktos.fr**

# Aspartame

## et autres

# édulcorants

**Alternatives naturelles :**
**Miel, sirop d'érable, stévia...**

*Je dédie ce livre à toute l'équipe des Éditions PIKTOS*

*à qui j'exprime ma gratitude pour son excellence professionnelle.*

Jean-Luc Darrigol

# Aspartame
## et autres
# édulcorants

**Alternatives naturelles :**
**Miel, sirop d'érable, stévia...**

Éditions
Chariot d'Or

# Table des matières

## DEUXIÈME PARTIE : les autres édulcorants

## TROISIÈME PARTIE : alternatives naturelles

# Introduction

Les édulcorants sont des additifs alimentaires qui donnent un goût sucré aux produits dans lesquels on les incorpore.

Depuis quelques années, ces produits sont de plus en plus nombreux sur les linéaires des grandes surfaces. Pour prendre un seul exemple, on estime que 6 000 produits alimentaires, dans le monde, sont actuellement édulcorés à l'aspartame, dont plus de 2 000 commercialisés en France !

Les industriels de l'agroalimentaire ont une raison purement économique de remplacer le sucre par des édulcorants : leur fabrication par synthèse chimique les rend bien moins chers que le sucre de canne ou de betterave ! De plus, il suffit d'en incorporer une faible quantité dans les produits car leur pouvoir sucrant est élevé. Le bénéfice est donc double pour les industriels.

Mais ce n'est pas tout. En remplaçant le sucre par un édulcorant, le fabricant a le droit d'écrire « sans sucre » sur l'emballage, généralement en lettres capitales et en gros caractères pour attirer l'attention des consommateurs.

Un produit ainsi édulcoré est qualifié de light sur un marché aujourd'hui en pleine croissance : celui de la minceur.

Mais on peut légitimement se poser la question : que cache le « sans sucre » ?

En 2006, la Collective du Sucre lança une grande campagne publicitaire pour attirer l'attention des Français.

Faisant la promotion de deux produits, deux photos furent publiées dans les quotidiens et magazines sous le titre : « Quand on enlève du sucre, savez-vous ce qu'on met à la place ? » La première photo, « Poulpo au Polydextrose », représentait une pieuvre mangeant une barre chocolatée fluo ; la seconde, « Les Moelleux de tante Marcelle au Xanthane », montrait une laborantine portant un masque qui manipulait des éprouvettes. La légende de ces photos était la suivante : « Le saviez-vous ? Pour réduire la quantité de sucre dans vos produits, on est souvent obligé d'ajouter des épaississants, des émulsifiants, des gélifiants ou des édulcorants pour maintenir le goût et la texture. Certes, ces produits sont licites. C'est donc à vous de choisir ce que vous voulez consommer. »

C'est bien là un paradoxe, raison pour laquelle j'ai tenu à relayer cette campagne en introduction à ce livre.

Je le redis, car c'est important, compte tenu du pouvoir sucrant élevé des édulcorants, il suffit d'en incorporer une faible quantité dans le produit pour lui donner un goût sucré. Pour prendre l'exemple de l'aspartame, ayant un pouvoir sucrant deux cents fois supérieur à celui du sucre (saccharose), il suffit d'en mettre deux cents fois moins.

Cela pose un réel problème aux fabricants. Si l'on incorpore une quantité d'édulcorant très inférieure à la quantité de sucre que cet édulcorant remplace dans un produit, cela modifie totalement la consistance de ce dernier. C'est logique. L'aspect organoleptique est bouleversé.

Alors les fabricants, pour redonner une consistance acceptable et une sensation en bouche flatteuse à ce produit, compensent ce manque de sucre par l'utilisation de plusieurs additifs venant s'ajouter à l'édulcorant :

- des agents de charge pour accroître le volume de la préparation ;
- des épaississants pour augmenter la viscosité, s'il s'agit d'un liquide ;
- des gélifiants pour améliorer la consistance du produit ;

› des conservateurs pour prolonger la durée de conservation du produit, car le sucre est un conservateur naturel. Si on le remplace par un édulcorant, il faut compenser en incorporant un conservateur au produit.

Moins de sucre, certes, mais plus d'additifs : des agents de charge, des épaississants, des gélifiants, des conservateurs…

Où est le bénéfice santé revendiqué par les fabricants de produits « sans sucre » ? C'est bien là un paradoxe.

Et il y en a un autre : on peut grossir… avec des produits « light » !

Considérant leur moindre pouvoir calorique par rapport aux produits comparables mais sucrés, bien des consommateurs se donnent bonne conscience et en mangent… davantage ! Le remède (produit allégé) est alors pire que le mal (produit sucré) pour la ligne, la cellulite et la santé en général.

Pour reprendre le seul exemple de la barre chocolatée « Poulpo au Polydextrose » évoqué précédemment, on imagine fort bien une surconsommation de ce produit par une personne obnubilée par la mention « sans sucre », mais oubliant que dans la fabrication de la barre chocolatée entre une grande quantité de matières grasses.

Or, si la valeur calorique des glucides est de 4, celle des lipides est de 9. Oui, on peut grossir en surconsommant des produits light !

Et ce n'est pas tout. Les édulcorants sont un leurre pour le cerveau.

Quand le bol alimentaire émerge dans l'intestin, après la vidange gastrique, les récepteurs sensoriels des villosités de sa muqueuse envoient un message troublé au cerveau quant à la saveur sucrée d'un produit… qui ne contient pas de sucre. C'est l'incompréhension pour les neurones qui n'enregistrent pas le nombre de calories qu'ils sont en droit d'attendre d'un tel produit, et cela pousse l'organisme en « manque » à manger davantage pour satisfaire sa ration calorique.

Ce phénomène de compensation a été étudié par le Pr Fowler, aux Etats-Unis, qui a observé le comportement alimentaire de 1 250 adolescents consommant plus de trois sodas light par jour (Coca ou Pepsi) : pour compenser le manque de calories de leur boisson par rapport aux sodas sucrés qu'ils avaient l'habitude de boire, ils mangeaient davantage et prenaient du poids !

La conclusion de cette étude se passe de commentaires : plus on boit de sodas édulcorés, plus on risque de grossir !

De plus, le trouble du cerveau en réponse à la réception sensorielle du goût sucré d'un produit ne contenant pas de sucre a une incidence néfaste sur la régulation de la glycémie et le régime alimentaire des diabétiques non insulinodépendants.

Malheureusement, les édulcorants se cachent partout, dans toutes les familles d'aliments, et bien souvent là où on ne les attend pas.

Le but de cet ouvrage est donc de vous informer, page après page, sur les nombreuses raisons de bien lire les étiquettes et de vous abstenir de consommer des produits édulcorés car leurs effets secondaires sur la santé sont innombrables. Pour reprendre l'exemple du seul aspartame, 92 effets secondaires nocifs ont été identifiés ! Vous comprenez pourquoi je consacre à cet aspartame si dangereux une place plus importante qu'aux autres édulcorants.

Attendez-vous à avoir bien des surprises.
De mauvaises surprises !

# PREMIÈRE PARTIE :
# l'aspartame

*Je tiens à rendre hommage à deux femmes qui portent haut, actuellement, l'étendard de la révolte contre l'aspartame : Betty Martini qui préside à Duluth (Géorgie) l'association Mission Possible World Health International, dont les écrits sont publiés par le site dorway.com, et Corinne Gouget qui mène ce combat en France dans son livre publié aux Éditions Chariot d'Or, Additifs alimentaires :* DANGER, *et sur son site santeendanger.net.*

## Nous n'avons pas de quoi être rassurés

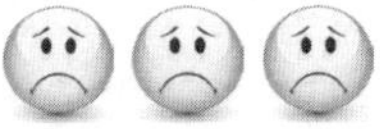

### ▪ E951

L'aspartame a été découvert de façon accidentelle en 1965 par James Schlatter, chimiste des laboratoires G.D. Searle & Company. Il travaillait à l'élaboration d'un nouveau médicament destiné à soulager les ulcères d'estomac. Manipulant sans gants une poudre intermédiaire à une étape de sa recherche, son attention fut attirée par son odeur. Portant un doigt à sa bouche, il fut alors très surpris par son goût fortement sucré.

C'est ainsi qu'est né l'aspartame.

Et après neuf années d'intense forcing de la part de G.D. Searle & Company, la FDA (Food and Drug Administration) autorisa sa mise sur le marché en 1974, avant de l'interdire quelques mois plus tard sous la pression d'un grand nombre de scientifiques dénonçant, déjà, haut et fort ses effets toxiques (en particulier sur le plan cérébral) et cancérigènes.

L'interdiction ne dura pas bien longtemps. Un puissant lobby inversa les choses et, en 1981, la FDA autorisa à nouveau sa mise sur le marché.

La France emboîta le pas très vite, autorisant l'aspartame en 1988.

Entre-temps, son fabricant avait changé de nom. Le 1er octobre 1985, en effet, G.D. Searle & Company fut racheté par... Monsanto pour 2,7 milliards de dollars !

Monsanto, cela ne vous dit rien ?

La firme qui telle une pieuvre vise à étendre sa domination sur notre planète en faisant l'acquisition, à coups de milliards de dollars, des entreprises qui gênent son expansion.

La firme qui vise à s'approprier le marché mondial des semences de céréales en ayant désactivé les gênes permettant la reproduction naturelle des graines et donc leur fertilité.

La firme qui pilote le marché mondial des organismes génétiquement modifiés.

La firme qui fabrique des hormones de croissance stimulant artificiellement la production de viande bovine et porcine.

La firme qui fabrique le terrible herbicide Roundup et, bien pire encore, qui fabriqua pendant la guerre du Vietnam le BPC, un défoliant surnommé « agent orange » que les Américains pulvérisèrent sur les forêts, provoquant des dizaines de milliers de morts et, depuis cette époque, plusieurs générations d'enfants qui naissent avec d'épouvantables malformations.

En vérité – je vous le dis –, que l'aspartame soit fabriqué par Monsanto ne me rassure pas du tout. Et vous ?

Quand Monsanto fit l'acquisition de G.D. Searle & Company, l'activité pharmaceutique fut séparée (Searle Pharmaceuticals) et une filiale créée pour la fabrication de l'aspartame, NutraSweet Company, filiale revendue ensuite à… d'anciens directeurs de Monsanto, la « pépite » ne sortant pas ainsi de la famille.

C'est sous ce nom (NutraSweet) qu'est vendu l'aspartame aux États-Unis en tant qu'édulcorant de table, commercialisé en France sous le nom de Canderel.

Et pour en terminer avec ce chapitre, comment ne pas dénoncer la façon dont la FDA opéra son revirement en 1981, autorisant l'aspartame malgré une forte opposition en son sein même. Comme par hasard (mais est-ce vraiment un hasard ?), le président américain Ronald Reagan était ami (on comprend ce que cela veut dire ce genre d'amitié) avec… le président de G.D. Searle & Company.

Le commissaire général de la FDA, conforté par l'avis des experts de son comité d'évaluation, refusait résolument d'autoriser l'aspartame. Il fut alors débarqué et un homme de paille nommé à sa place,

Arthur Hull Hayes, qui favorisa, lui, l'autorisation de la mise sur le marché de l'aspartame et qui démissionna, décision prise, pour entrer – je vous le donne en mille – chez... G.D. Searle & Company avec un salaire astronomique.

Cet exemple illustre de façon pathétique le lobby qui est omniprésent sur le marché des édulcorants, comme vous le découvrirez tout au long de cet ouvrage.

Manipulations et désinformation pourrissent ce sujet des édulcorants. Une raison supplémentaire pour vous abstenir d'en consommer.

## Le tueur silencieux

L'édulcorant le plus utilisé dans l'industrie agroalimentaire, présent dans plus de 6 000 produits, est aussi le plus dangereux pour l'organisme humain.

Cette contradiction est largement diffusée sur Internet. Google donne accès à plus de deux millions de sites si l'on tape le mot « aspartame ». Et un surnom maléfique est véhiculé à son sujet sur la Toile : le tueur silencieux.

Oui, nombre de scientifiques le disent, en silence : l'aspartame tue !

Cette accusation est d'une telle gravité que j'ai décidé de consacrer la totalité de la première partie de cet ouvrage au seul aspartame.

Il a la composition suivante : L-Aspartyl-L-Phenylalanine Methyl Ester. Il s'agit d'une protéine constituée d'une chaîne moléculaire d'acides aminés reliés entre eux par deux liaisons peptidiques, raison pour laquelle on classe l'aspartame dans les dipeptides.

Lorsque nous absorbons de l'aspartame, soit dans un comprimé édulcorant de table destiné à sucrer une boisson (café par exemple), soit dans un aliment qui en contient, se produit ce que l'on appelle une hydrolyse : une décomposition effectuée par l'eau contenue dans le tube digestif, associée à différentes enzymes digestives. L'eau et les enzymes scindent les différents composants de l'aspartame.

Cette hydrolyse de l'aspartame rompt les deux liaisons peptidiques qui relient les acides aminés et trois éléments sont issus de cette décomposition :

- de la phénylalanine ;
- de l'acide aspartique ;
- du méthanol.

Une fois absorbés au niveau de la muqueuse des villosités de l'intestin grêle, ces éléments issus de l'hydrolyse de l'aspartame se retrouvent dans la veine porte qui les conduit jusqu'au foie.

Que deviennent-ils alors ?

### - La phénylalanine

La phénylalanine représente 50 % de la masse des trois éléments issus de l'hydrolyse de l'aspartame. C'est un acide aminé que l'on dit essentiel, car il ne peut pas être synthétisé par l'organisme humain, devant obligatoirement être apporté par nos aliments. Toute protéine que nous absorbons (viande, poisson, lait, œuf…) contient cet acide aminé.

La phénylalanine joue un rôle important au niveau cérébral, stimulant la production de deux neuromédiateurs majeurs, la dopamine et l'adrénaline qui interviennent en particulier dans l'éveil, la vigilance, la concentration... Ceci à dose... raisonnable. Car une quantité excessive de phénylalanine devient neurotoxique, pouvant même provoquer des tumeurs cérébrales comme le dénoncent les scientifiques militant pour l'interdiction de l'aspartame.

Dans son remarquable livre *Excitotoxins: The Taste That Kills*, Russell L. Blaylock nous informe précisément au sujet de cette neurotoxicité.

L'absorption de la phénylalanine se fait au niveau hépatique. Le foie sécrète une enzyme, l'hydroxylase (encore nommée PHA), qui métabolise la phénylalanine en tyrosine puis en mélanine, le pigment qui colore la peau.

Malheureusement, certaines personnes souffrant d'une maladie génétique, la phénylcétonurie, n'ont pas la capacité de rendre active l'enzyme PHA. La phénylalanine qu'elles absorbent n'est donc pas métabolisée et elle se concentre dans le sang et le cerveau, provoquant de très graves troubles.

Je consacre un chapitre à ce sujet. Le risque que les individus phénylcétonuriques courent en consommant un produit contenant de l'aspartame est d'une telle gravité que sur l'emballage de tout produit contenant de l'aspartame doit figurer obligatoirement la mention : « Contient de la phénylalanine ».

## ▪ L'acide aspartique

L'acide aspartique représente 40 % de la masse des trois éléments issus de l'hydrolyse de l'aspartame. Comme la phénylalanine, c'est un acide aminé. Il n'est pas essentiel, l'organisme ayant la capacité d'en faire la synthèse.

L'acide aspartique est métabolisé sous forme d'aspartate, lequel joue un rôle important dans le cerveau puisqu'il stimule la neuromédiation, processus encore appelé neurotransmission puisqu'il s'agit de faciliter le transfert des informations de neurone en neurone au niveau des fentes synaptiques qui s'interposent entre les dendrites, terminaisons des axones prolongeant le corps cellulaire des neurones.

Mais il y a un problème. L'excès d'aspartate issu d'une trop grande consommation d'acide aspartique dérégule ce processus. Cela provoque des désordres neurologiques pouvant même aller jusqu'à détruire peu à peu les neurones si cette consommation massive se prolonge comme c'est le cas avec les personnes qui se « gavent » de produits contenant de l'aspartame.

### ▪ Le méthanol

Le méthanol représente 10 % de la masse des trois éléments issus de l'hydrolyse de l'aspartame. On l'appelle encore alcool méthylique ou alcool de bois. Lors de son absorption par le corps, il se décompose en plusieurs éléments : formaldéhyde, acide formique et dioxyde de carbone.

Et là encore il y a matière à réflexion quant à la toxicité. D'une part, le formaldéhyde est formellement considéré cancérigène, autre raison justifiant le combat des personnes et des associations, dans le monde entier, souhaitant faire interdire l'aspartame. D'autre part, l'acide formique, sous l'effet de la chaleur au sein de l'organisme (37°), provoque une acidose nocive, le pH étant dérégulé à la baisse. Et cette acidose induit un risque accru de lupus érythémateux en occasionnant un terrain favorable au processus auto-immun.

Ce lupus a été qualifié de « maladie de l'aspartame » et je lui consacre un chapitre ultérieur.

Il y a plus grave encore. L'acide formique (que l'on retrouve dans le dard des abeilles et des fourmis) peut provoquer des malformations chez les nouveau-nés et des altérations de la vue, raison supplémentaire justifiant la volonté de faire interdire l'aspartame.

Incontestablement, le formaldéhyde et l'acide formique issus de l'absorption du méthanol libéré par le métabolisme de l'aspartame sont deux poisons. J'ai choisi cet adverbe car il a un sens : on ne peut pas contester cette affirmation.

C'est pourquoi on peut s'interroger sur les raisons qui ont poussé les décideurs américains et européens à autoriser l'aspartame alors que ces informations ont été portées à leur connaissance. Le lobby de l'industrie des édulcorants est vraiment puissant, et la vénalité des hommes politiques inqualifiable. Honte !

### ▪ Et ce n'est pas tout...

Si l'absorption de l'aspartame le scinde en trois éléments (rappel : phénylalanine, acide aspartique, méthanol), cela suppose que ce métabolisme se fasse en condition « normale », c'est-à-dire à... basse température !!!

Une élévation de la température, lors de la dégradation de l'aspartame, a en effet pour conséquence la production d'un nouvel élément, lui aussi reconnu comme étant neurotoxique et cancérigène, nommé dicétopipérazine.

Les choses se passent de la façon suivante en cas d'élévation de la température : la fonction amine de la phénylalanine se lie à la fonction acide de l'acide aspartique et la fonction acide de la phénylalanine se lie à la fonction amine de l'acide aspartique. De cette double liaison naît la dicétopipérazine.

C'est la raison pour laquelle il ne faut pas faire chauffer un produit contenant de l'aspartame ni incorporer de l'aspartame dans un plat avant cuisson.

Et je fais à ce sujet une remarque accusatrice : pourquoi les industriels qui édulcorent leurs produits avec de l'aspartame n'alertent-ils pas les consommateurs sur l'impérieuse nécessité de ne pas élever la température de ces produits ? Pour ne pas avoir à parler de la dicétopipérazine bien sûr.

Le chapitre suivant illustre la culpabilité des hommes politiques qui ont autorisé la mise sur le marché de l'aspartame.

## Le syndrome de la guerre du Golfe

En 1991, plus de 700 000 soldats américains ont participé à la « guerre du Golfe » suite à l'invasion du Koweït par l'Irak. Si l'opération « Tempête du désert » n'a duré que quelques jours, les soldats ont séjourné plusieurs mois sur place. Or, 175 000 soldats américains (soit plus du quart) ayant participé à cette guerre connaissent depuis leur retour au pays de graves problèmes de santé !

On appelle cette pathologie lourde le « syndrome de la guerre du Golfe ». Le gouvernement américain a dépensé depuis vingt ans plus de 500 millions de dollars en recherche pour essayer d'en comprendre les raisons.

Un nouveau rapport de 450 pages vient encore d'être publié en novembre 2008 par le Comité consultatif de recherche sur les maladies des anciens combattants de la guerre du Golfe, énumérant les maladies de ces soldats :

- sclérose en plaques ;
- fibromyalgie ;
- immunodépression ;
- grande fatigue chronique, inexpliquée, insurmontable ;
- violents maux de tête ;

- douleurs généralisées, articulaires et musculaires ;
- diabète et résistance à l'insuline ;
- dermatoses, démangeaisons ;
- difficultés respiratoires ;
- problèmes digestifs, nausées ;
- problèmes intestinaux (diarrhée chronique) ;
- étourdissements, perte d'équilibre ;
- perte de la mémoire.

Et plus inquiétant encore : des malformations congénitales chez un très grand nombre d'enfants conçus après leur retour.

Alors on s'interroge. Qu'est-ce qui a bien pu provoquer ce fléau ? Plusieurs hypothèses sont avancées :

› la polyvaccination lourde et systématique des soldats avant leur départ ;

› des médicaments (lesquels ?) pris à haute dose à des fins préventives (!) par les soldats pendant toute la campagne ;

› l'exposition au gaz sarin lorsque fut détruit le stock des Irakiens, un volumineux nuage toxique recouvrant la région dans les heures qui suivirent ;

› l'exposition aux pesticides pulvérisés par hélicoptères pour protéger les soldats contre les « mouches des sables » ;

- l'exposition aux fumées s'échappant des puits de pétrole en feu ;
- l'exposition à l'uranium « appauvri » des munitions qui furent testées à l'occasion de cette guerre et sur lequel l'opacité totale règne depuis.

Vaccins + Médicaments + Gaz sarin + Pesticides + Hydrocarbures + Uranium, cela fait beaucoup pour ces pauvres soldats.

Mais ce n'est pas tout.

Les principales boissons de ces soldats, pendant ces deux ans, pour éponger leur soif dans une région désertique où les températures sont très élevées, furent du Coca light, du Pepsi light et d'autres sodas light.

Afin qu'ils ne prennent pas trop de poids, dans la perspective qu'ils en boiraient chacun un grand nombre de canettes par jour (certains soldats : plusieurs litres par jour), ce ne sont pas des boissons « normales » qui furent acheminées mais des boissons light, précisément l'année où l'aspartame fut autorisé par la FDA.

Les soldats américains de la guerre du Golfe furent les premiers livrés, massivement, en boissons édulcorées à l'aspartame, écoulant un stock très important préparé en prévision de son autorisation.

Et pour alimenter une armée de 700 000 soldats, ce sont des milliers et des milliers de palettes de canettes de boissons light à l'aspartame qui séjournèrent alors dans le désert, en plein soleil.

Dans ces conditions, on imagine la température à l'intérieur des canettes.

Or, comme je l'ai dit au chapitre précédent, l'élévation de la température de l'aspartame produit un dangereux élément neurotoxique. Et il y a une incontestable parenté entre le syndrome de la guerre du Golfe et les effets secondaires qu'entraîne la consommation d'aspartame.

## Les effets secondaires de l'aspartame

Le site de référence dorway.com qui répertorie toutes les informations publiées dans le monde sur l'aspartame a recensé 92 effets secondaires consécutifs à la prise de cet édulcorant. Voici les principaux :

- fatigue générale (syndrome de fatigue chronique) ;
- insomnie ;
- dépression ;
- migraine ;
- troubles cognitifs :
- perte de la mémoire ;
- difficulté d'élocution ;
- manque de concentration ;
- troubles émotionnels ;
- irritabilité ;
- agressivité ;
- sautes d'humeur ;
- peurs irraisonnées ;
- changement de la personnalité ;
- altération du caractère ;
- anxiété ;
- phobies ;
- intolérance au bruit ;
- troubles obsessionnels compulsifs ;
- confusion ;

- crises de panique ;
- réactions cutanées :
  - démangeaisons ;
  - urticaire ;
  - rougeur du visage ;
- réactions aux extrémités :
  - engourdissements ;
  - fourmillements ;
  - frilosité ;
- asthme ;
- sensibilité accrue aux produits chimiques ;
- étourdissements ;
- vertiges ;
- tremblements ;
- troubles de la vision ;
- troubles de l'audition ;
- immunodépression ;
- sensibilité accrue aux maladies infectieuses :
  - microbiennes ;
  - virales ;
- problèmes cardiovasculaires :
  - hypertension ;
  - douleur dans la poitrine (angor) ;
  - troubles du rythme cardiaque (tachycardie) ;
- douleurs rhumatismales :
  - arthrose ;
  - arthrite ;
  - fibromyalgie ;

• problèmes musculaires :
  - courbatures ;
  - contractures ;
  - crampes nocturnes ;
• problèmes digestifs :
  - spasmes gastriques ;
  - spasmes intestinaux ;
  - ballonnements ;
  - nausées ;
  - vomissements ;
• perturbations du transit :
  - constipation ;
  - diarrhée ;
• dérégulation de la glycémie :
  - hypoglycémie ;
  - hyperglycémie ;
• troubles du comportement alimentaire :
  - grignotage continuel ;
  - envie compulsive de manger des sucreries ;
  - prise de poids ;
  - soif accrue ;
  - œdèmes ;
• perturbations du cycle menstruel ;
• problèmes thyroïdiens ;
• perturbations de la sexualité :
  - dysfonctionnement érectile masculin ;
  - baisse de la libido féminine ;
• excrétion urinaire douloureuse ;

- difficultés à déglutir ;
- perte des cheveux ;
- perte de tonicité de la peau.

Et bien plus grave encore :
- maladie d'Alzheimer ;
- maladie de Parkinson ;
- sclérose en plaques ;
- lupus ;
- maladie de Lyme ;
- crises d'épilepsie ;
- crises de démence ;
- convulsions ;
- complications diabétiques ;
- malformations congénitales ;
- lymphomes ;
- accidents vasculaires cérébraux ;
- cancer du cerveau ;
- … mort.

## Génération aspartame : *burn-out* et *post-crash*

L'énumération des effets secondaires possibles de l'aspartame du chapitre précédent fait froid dans le dos. Je vais retenir en priorité la première ligne, celle qui indique la conséquence principale induite par la consommation quotidienne de multiples produits contenant de l'aspartame : une grande fatigue générale qui se manifeste par nombre de symptômes.

On appelle cela, aujourd'hui, le « syndrome de fatigue chronique ».

J'aime bien l'expression de la langue anglaise qui caractérise de façon imagée cet état d'épuisement généralisé, physique et mental : le *burn-out*.

Et de la même façon que l'on nomme « génération Prozac » cette population qui se drogue littéralement avec des molécules de synthèse pour stimuler l'organisme, je suggère d'appeler « génération aspartame » la multitude qui se gave de produits édulcorés avec ce succédané de sucre et qui en subit de plein fouet un effet pervers majeur, cette fatigue générale chronique.

Les Américains appellent donc *burn-out* ce syndrome d'épuisement en référence aux travaux du psychanalyste Herbert Freudenberger qui publia en 1980 un ouvrage (*Burn-out, the High Cost of High Achievement*) dans lequel il évoque ce qu'il appelle un « incendie interne » de l'organisme.

Dans cet état d'épuisement, il y a véritablement le feu en nous, qui consume nos forces, anéantit notre énergie et nous vide intérieurement.

Le *burn-out* entraîne une irritabilité et une agressivité, ainsi que des troubles à caractère psychosomatique : mal au dos, maux de tête...

Les arrêts de travail se multiplient alors. La culpabilité s'installe, une déprime attise davantage encore le feu qui consume l'organisme.

Et dans la majorité des cas, les personnes atteintes de *burn-out* se tournent vers la chimie, consommant stimulants et tranquillisants, et/ou abusent des « drogues » autorisées par l'État, je veux parler du tabac et de l'alcool.

Or, il n'y a pas de miracle ! La surconsommation de médicaments stimulants et tranquillisants conduit tout droit à un autre état de l'organisme que les Américains, toujours, nomment d'une façon également imagée : le *post-crash*.

Pour qualifier le *post-crash*, il suffit de lire les notices qui sont à l'intérieur des boîtes de ces médicaments. Cela fait frémir.

Je n'invente rien, je me contente de citer ce qui est écrit. Pour les tranquillisants, encore appelés antidépresseurs, anxiolytiques :

- baisse de la vigilance ;
- somnolence diurne ;
- fléchissement de la concentration ;
- conduite automobile déconseillée ;
- utilisation de machines électriques dangereuse ;
- troubles de la mémoire immédiate ;
- sensation de faiblesse musculaire ;
- nausées ;
- diarrhée ;
- perte d'appétit ;
- sécheresse de la bouche ;
- tremblements ;
- confusion des idées ;
- convulsions ;
- agitation ;
- réactions anxieuses ;
- hallucinations ;
- douleurs articulaires ;
- réactions cutanées ;
- impuissance masculine ;
- fléchissement de la libido.

Sans oublier trois mentions capitales sur les notices :

- « Attention : prise de boisson alcoolisée à éviter pendant le traitement » ;
- « Contre-indications » (il y en a de nombreuses) ;
- « Interactions médicamenteuses » (plus nombreuses encore).

Au sujet de cette dernière mention, essentielle (par exemple la molécule active du Prozac, la fluoxétine, ne doit absolument pas être associée à certains IMAO – inhibiteurs de la monoamine oxydase), la polymédication actuelle est extrêmement dangereuse.

Pour les stimulants, il en existe tant que je ne vais prendre qu'un seul exemple : celui bien connu des amphétamines. Les amphétamines paraissent être des molécules « miracle » puisqu'elles revendiquent la diminution et parfois la suppression totale de la fatigue. Elles revendiquent également :

- la disparition de la faim (c'est une aubaine pour les obèses !) ;
- l'euphorie (que demander de mieux !) ;
- la confiance en soi retrouvée (là, je mets un

bémol, car cette confiance en soi, sous amphétamines, est souvent exagérée et conduit à surestimer ses capacités et sous-estimer les obstacles) ;

› l'accroissement des capacités intellectuelles : jugement plus sûr, meilleure mémoire, compréhension plus rapide (en fait, second bémol, c'est simplement un effet de l'euphorie).

Tout cela n'est qu'apparence. Quand les Américains parlent de *post-crash*, ils se fondent sur les effets secondaires de ces amphétamines que l'on peut lire sur les notices :

- insomnie (la prise concomitante de somnifères !) ;
- nervosité ;
- mauvaise coordination des gestes ;
- découragement ;
- céphalées ;
- difficulté à se concentrer ;
- troubles digestifs ;
- palpitations cardiaques ;
- crampes ;
- hypertension artérielle ;
- hyperactivité ;
- irritabilité ;
- agressivité ;
- tics consistant à se toucher fréquemment le visage ;
- grincements des dents ;

• dilatation des pupilles ;
• tendance à se méfier de l'entourage ;
• augmentation de la température interne (décidément le *burn-out* et le *post-crash* ont des éléments communs).

Tout cela pour dire, en conclusion, qu'il y a une parenté entre la « génération Prozac » et la « génération aspartame » : l'intoxication de l'organisme avec des molécules chimiques aux effets secondaires dévastateurs.

Il y a une solution à cette dépendance toxicologique (au Prozac comme à l'aspartame) : le sevrage des antidépresseurs et la consommation d'aliments naturels exempts d'édulcorants.

## Le lupus : « maladie de l'aspartame »

Une troublante information inquiète actuellement le monde médical aux États-Unis mais aussi en Europe : on assiste depuis quelques années à une importante augmentation des cas d'une grave maladie auto-immune, le lupus érythémateux.

On s'interroge au sujet de cette spectaculaire progression du lupus dans la population et on ne comprend pas. Quelle en est la cause ? Mystère.

Enfin pas pour tout le monde. Une femme courageuse se bat pour que soit reconnu par la communauté scientifique le lien entre la multiplication des cas de lupus érythémateux et l'explosion de la consommation d'aspartame.

À la direction du Women's Cancer Resource Center de Minneapolis, il s'agit de Laurie Moser qui n'hésite pas à qualifier le lupus de « maladie de l'aspartame ». Elle se fonde sur une observation : l'acide formique produit par le méthanol lors de l'absorption de l'aspartame, sous l'effet de la chaleur au sein de l'organisme (37°), provoque une acidose nocive, le pH étant dérégulé à la baisse. Et cette acidose induit un risque accru de lupus érythémateux en occasionnant un terrain favorable au processus auto-immun.

Dans une maladie auto-immune comme le lupus, le système immunitaire (qui protège normalement contre les infections) s'attaque aux propres tissus de l'organisme, ce qui provoque de violentes réactions inflammatoires.

On appelle cette maladie « lupus », qui signifie « loup » en latin car une dermatose localisée au visage se manifeste sous la forme d'un érythème qui s'étend de la racine du nez vers les pommettes, en forme d'une aile de papillon qui rappelle le masque de carnaval vénitien nommé « loup ».

Le lupus est dit « systémique » car l'agression auto-immune concerne plusieurs systèmes de l'organisme : circulatoire, digestif, nerveux…

En fait, c'est l'ensemble de l'organisme qui subit l'attaque auto-immune, y compris les tissus conjonctifs comme les cartilages articulaires, les tendons, les ligaments… D'où la douloureuse et invalidante polyarthrite qui est une manifestation majeure du lupus. Les symptômes du lupus sont multiples :

- plaque rouge foncé sur les joues ;
- arthrite ;
- polyarthrite ;
- grande fatigue ;
- poussées de fièvre ;
- ganglions enflés ;

- articulations enflées ;
- jambes enflées ;
- prise de poids ;
- douleurs musculaires ;
- maux de tête ;
- urticaire ;
- éruptions cutanées en cas d'exposition au soleil ;
- ulcères dans la bouche et les narines ;
- troubles de la vision ;
- troubles de l'audition ;
- perte des cheveux ;
- sensibilité accrue au froid ;
- manifestations neurologiques (convulsions) ;
- troubles cognitifs : perte de mémoire… ;
- état dépressif ;
- complications cardiovasculaires :
- péricardite ;
- endocardite ;
- myocardite.

L'évolution du lupus dans le temps se manifeste par une alternance de périodes symptomatiques et de périodes de rémission, comme pour la sclérose en plaques elle-même souvent citée comme étant une maladie pouvant être induite par la surconsommation d'aspartame.

Sans en connaître la raison, on observe que les femmes sont beaucoup plus touchées que les hommes. Plusieurs médicaments sont prescrits en cas de lupus, mais ces traitements sont très lourds, avec nombre d'effets secondaires difficiles à supporter.

Le principal remède est un corticoïde, la Prednisone, mais ce puissant anti-inflammatoire fait enfler le visage, déclenche de violents maux d'estomac, provoque une hausse de la tension et accroît le risque d'ostéoporose.

Des immunodépresseurs sont également prescrits afin de réduire la nocivité du système immunitaire affectant les propres tissus de l'organisme atteint. Et d'autres médicaments encore pour apaiser les douleurs articulaires ou limiter les éruptions cutanées. Bref, une polymédication massive.

Laurie Moser se bat avec énergie et conviction pour dénoncer l'aspartame comme étant un facteur déclenchant du lupus à cause du trouble métabolique que cet édulcorant chimique provoque dans l'organisme fragilisé par sa consommation intensive, présent dans une multitude de produits que certains consomment en quantité chaque jour. Elle remarque avec pertinence que souvent la première poussée de lupus apparaît chez les adolescents d'une quinzaine d'années.

Or, c'est précisément à cet âge-là que les ados se « gavent » (il n'y a pas d'autres mots) de produits édulcorés à l'aspartame : sodas, chewing-gum, bonbons, barres chocolatées, desserts…

Troublante observation, non ? Et si elle avait raison ?

Elle va plus loin encore dans son argumentation. Si l'on arrête totalement et définitivement de consommer des produits contenant de l'aspartame, les symptômes du lupus disparaissent.

La relation de cause à effet est évidente.

Avis aux parents dont les joues des enfants, approximativement à la puberté, se couvrent d'une disgracieuse plaque rouge foncé qui n'est pas de l'acné mais un lupus érythémateux systémique risquant de les empoisonner toute leur vie durant, avec de douloureuses et invalidantes atteintes articulaires.

Supprimez radicalement tout produit mentionnant E951 dans sa composition, et la « maladie de l'aspartame » sera vaincue par ce sevrage.

## Ce sont des médecins qui le disent...

Parmi les très nombreux témoignages publiés par Mission possible international, j'en ai retenu quelques-uns qui sont révélateurs de la toxicité de cet édulcorant qui devrait être interdit.

L'endocrinologue H.J. Roberts a écrit un livre qui fait référence sur les dangers de l'aspartame : *Aspartame disease : An Ignored Epidemic.*

Ce médecin a étudié le sujet (l'aspartame) pendant quinze ans. Il a répertorié plus de 1 300 dossiers sur des patients qui ont été victimes de l'aspartame. Il parle d'une « épidémie mondiale » ignorée. Il accuse. Aux États-Unis, la majorité des enfants âgés de neuf ans consomment déjà quantité de produits contenant de l'aspartame, sodas et confiseries. Des malades en puissance.

Il accuse l'aspartame de provoquer la maladie d'Alzheimer chez des personnes de plus en plus jeunes, dès... trente ans !

Et il conseille aux futures mamans de supprimer tout produit contenant de l'aspartame dès la conception, au risque de donner naissance à un enfant malformé.

Le Dr M.A. Baret évoque, lui, une opération menée dans les écoles de sa ville où on a remplacé le lait donné aux enfants par du jus de fruits édulcoré à l'aspartame.

On observa dans les mois qui suivirent un manque de concentration des élèves, une plus grande nervosité, de l'agitation, une instabilité, une irritabilité… Effets néfastes de l'aspartame sur le cerveau des enfants. Des parents se plaignirent. On supprima ces jus de fruits pour en revenir au lait comme avant. Et le Dr Baret est formel : en une semaine seulement de sevrage de l'aspartame, le comportement des enfants redevint normal.

Le Dr Ralph Walton, psychiatre et président du Center for Behavioral Medicine, à partir des habitudes alimentaires de sa clientèle (dont la consommation – ou non – de produits contenant de l'aspartame), accuse l'aspartame de rendre les gens dépressifs, anxieux, angoissés, paniqués… avec une mémoire et une capacité de concentration détériorées.

Il dénonce la turpitude des fabricants de l'aspartame finançant des études cliniques qui démontrent à 100 % son innocuité (absence de tout effet secondaire) alors que les études indépendantes, à l'inverse, prouvent à 100 % sa toxicité.

Il évoque en particulier le nombre toujours plus grand de femmes qui veulent avoir un enfant et dont les cliniques reconnaissent l'infertilité, femmes qui, sous prétexte de maigrir, ne consomment que des produits light à l'aspartame.

Le Dr Louis Elias, pédiatre et professeur de génétique à l'Université Emory, accuse l'aspartame d'être neurotoxique et tératogène.

Devant le Congrès américain, le 3 novembre 1987, il dénonça les effets irréversibles de l'aspartame sur le développement du cerveau du fœtus, provoquant des malformations congénitales et des attardés mentaux.

Il dénonce la relation entre la surconsommation d'aspartame et l'augmentation constante, actuellement, des tumeurs au cerveau.

Il demanda, en vain, que la publicité pour les produits contenant de l'aspartame soit interdite.

Le médecin australien Sandra Cabot accuse l'aspartame d'altérer les cellules hépatiques, les neurones et les cellules oculaires.

Elle évoque l'aspartame comme étant un facteur d'auto-embaumement. Ce sont ses propres termes et ils font peur : en consommant de l'aspartame on le prédispose à devenir un cadavre.

En juillet 2005, l'Institut Ramazzini de Bologne publia une remarquable étude accusant l'aspartame de provoquer des leucémies et des lymphomes.

Cette étude fut publiée par le magazine anglais *The Ecologist* sous la forme d'un dossier de douze pages repris en France dans le magazine *Nexus.*

Mais aucun grand média français (radio, télévision, presse écrite) ne fit connaître cette étude. Le lectorat de *Nexus* est malheureusement trop confidentiel, et j'ouvre ici une parenthèse pour vous inciter à vous abonner à cette revue qui donne des informations que les autres magazines n'osent pas publier.

Le Dr James Bowen accuse l'aspartame de provoquer le syndrome de Lou Gehrig, du nom d'un célèbre joueur de base-ball américain qui en est mort.

Il s'agit de la sclérose latérale amyotrophique ou maladie de Charcot, neuropathie qui provoque une dégénérescence progressive des neurones moteurs du cortex cérébral et de la moelle épinière. Si on n'en meurt pas, on est paralysé.

Voilà une raison supplémentaire, chers lecteurs, de ne plus jamais consommer un produit contenant de l'aspartame.

## La phénylcétonurie

La phénylcétonurie est une maladie génétique d'une sévère gravité due à une anomalie du métabolisme de la phénylalanine, acide aminé essentiel présent dans les protéines : viande, poisson, œuf, lait, fromage… mais aussi dans l'aspartame et donc par conséquent dans les 6 000 produits recensés à ce jour qui en contiennent, sans compter les centaines de médicaments.

On estime qu'un enfant sur 15 000 naît phénylcétonurique.

Un régime alimentaire strict est imposé aux phénylcétonuriques, toute leur vie, régime d'autant plus privatif qu'aujourd'hui l'aspartame entre dans la composition de produits toujours plus nombreux.

La mention « Contient de la phénylalanine » est obligatoire sur l'emballage de tous les aliments (solides et liquides) contenant de l'aspartame afin d'alerter les phénylcétonuriques qui ne doivent en aucun cas en consommer. De quoi s'agit-il réellement ? La phénylalanine est absorbée au niveau des villosités de la muqueuse de l'intestin grêle et collectée par la veine porte qui la conduit jusqu'au foie où se produit son métabolisme.

Le métabolisme hépatique de la phénylalanine est rendu possible par une enzyme nommée phénylalanine-hydroxylase. Cette enzyme permet de transformer la phénylalanine en tyrosine qui est assimilée par l'organisme.

La sécrétion de l'enzyme phénylalanine-hydroxylase est commandée par un gène de notre chromosome 12. Or, certaines personnes présentent une anomalie génétique à ce niveau et ne sécrètent pas cette enzyme hépatique nécessaire au métabolisme de la phénylalanine.

Une partie de la phénylalanine non assimilée est excrétée dans l'urine et dans la sueur sous forme de phénylcétones. L'urine et la sueur ont alors une odeur bien identifiable de cétones, d'où le nom de la maladie : phénylcétonurie. L'autre partie se concentre dans le sang. Or, la concentration de phénylalanine dans le sang est toxique pour le cerveau.

C'est le médecin norvégien Yvar Asbjorn Folling qui fut le premier à décrire la phénylcétonurie en 1934.

L'accumulation de phénylalanine dans le cerveau entraîne :

- retard mental ;
- troubles du comportement ;

- épilepsie ;
- troubles du système nerveux.

Depuis 1978, un test de dépistage de la phénylcétonurie est effectué dans toutes les maternités françaises à chaque naissance.

C'est le test de Guthrie ainsi nommé car le médecin qui mit au point ce test néonatal en 1962 s'appelle Robert Guthrie. Quelques gouttes de sang sont prélevées au niveau du talon de chaque nouveau-né afin d'analyser la concentration de ce sang en phénylalanine, le taux sanguin devant être inférieur à 2 mg/100 ml.

Les phénylcétonuriques doivent suivre un régime alimentaire très strict toute leur vie, ne devant consommer aucun produit contenant de la phénylalanine. Donc aucun produit contenant de l'aspartame, ni aliment ni médicament.

Il existe un édulcorant dont le code est **E962** qui est un mélange d'aspartame (pour 64 %) et d'acésulfame K (pour 36 %). Tout ce que j'ai écrit au sujet de l'aspartame s'applique également à cet édulcorant-là, bien sûr.

## La dépuration de l'organisme permet d'éliminer l'aspartame

Aux États-Unis, à l'initiative de Mission Possible World Health International, il existe aujourd'hui certains services hospitaliers qui prennent en charge et soignent l'empoisonnement à l'aspartame afin de libérer l'organisme intoxiqué pendant des années de consommation de cet édulcorant nocif.

Nous n'avons pas cette chance en France. C'est la raison pour laquelle, après lecture de cette première partie, si vous prenez la sage décision d'un sevrage d'aspartame, il importe de procéder à une dépuration de votre organisme. La dépuration est l'acte initial de toute restauration de la santé.

Les métabolites de l'aspartame asphyxient les cellules, surchargent les tissus conjonctifs, entravent le bon fonctionnement des organes, dont le cerveau… Il est donc nécessaire de désincruster ces déchets toxiques, de les mobiliser, de les éliminer grâce à une dépuration en profondeur.

La dépuration est une authentique libération.

Libérez-vous de l'aspartame ! Dépurez-vous. Comment ? La sève de bouleau est le dépuratif par excellence.

En Europe du Nord, où les forêts de bouleaux couvrent d'immenses étendues, il a été surnommé : l'Arbre de la Sagesse. C'est tout dire.

Pour les Finlandais, le bouleau « donne la lumière au monde, guérit les malades, apaise les peurs et purifie le corps ».

Et après le bain glacé qui suit le sauna, on se frappe mutuellement avec des branches de bouleau (des verges) pour régénérer l'organisme.

En Norvège, on met des feuilles de bouleau dans les berceaux des nouveau-nés pour leur donner des forces.

*Betula alba* fait partie des Bétulacées, plantes dont les fleurs sont disposées en chaton, réduite chacune à une écaille recouvrant les étamines ou le pistil.

Le tronc du bouleau est blanc, gris, cendré. L'écorce, lisse, se fend et se détache en lames minces, comme des feuilles de papier.

C'est la sève qui concentre les actifs dépuratifs : bétuline et phytostérine.

On trouve dans les magasins de produits naturels et biologiques des cures de sève de bouleau d'excellente qualité, garantie biologique.

Certaines plantes ont également des vertus dépuratives :

- pissenlit ;
- artichaut ;
- fumeterre ;
- reine-des-prés ;
- bardane ;
- angélique ;
- pensée sauvage.

Il existe une cure les associant au nom de « Dépuraphyt », que vous trouverez dans les magasins bio.

Pour libérer votre organisme des métabolites toxiques de l'aspartame qui se sont incrustés, je vous conseille vivement cette cure « Dépuraphyt » associée à la sève de bouleau. Votre libération de l'aspartame sera doublement facilitée. Votre régénération. Votre revitalisation. Dans ce mot il y a « vie ». Votre nouvelle vie. Sans aspartame.

## Pétition contre l'aspartame

La rédactrice de cette pétition est Corinne Gouget, auteur du livre *Additifs alimentaires : DANGER* publié en 2008 aux Éditions Chariot d'Or.

Reportez-vous au site www.mesopinions.com qui répertorie l'ensemble des pétitions en ligne. En voici le texte intégral :

À l'attention de madame la ministre de la Santé

Madame la ministre de la Santé,

C'est un honneur pour moi en tant que bénévole pour l'association Mission possible international, depuis 4 ans, de vous adresser ce jour cette résolution internationale afin de vous demander d'ordonner l'interdiction de l'aspartame sur le territoire français. Un député UMP et médecin ainsi que le Dr Chevalier, tous deux de Montpellier, vous avaient écrit en novembre 2007 afin de vous demander d'interdire provisoirement l'aspartame pour les femmes enceintes. De nombreux médias ont confirmé à plusieurs occasions que vous n'avez jamais répondu à cette lettre, alors que c'est pour la population entière qu'il faut INTERDIRE ENFIN L'ASPARTAME.

C'est donc dix mois plus tard, qu'aux noms de millions de victimes de l'aspartame dans le monde et en France et en tant qu'auteur d'un guide de poche vendu en français à plus de 70 000 exemplaires concernant les effets secondaires sur notre santé des additifs alimentaires dont l'aspartame, que je vous demande de vous pencher sur ce dossier qui représente le prochain scandale sanitaire après celui de l'amiante.

L'aspartame a tué et tue encore des millions de consommateurs innocents dans le monde et étant utilisé dans plus de 6 000 produits alimentaires, certains cosmétiques et des centaines de médicaments parfois même pour nourrissons, vous avez la responsabilité de considérer de toute urgence la résolution internationale de quatre pages qui vous est adressée en pièce jointe et qui sera adressée à tous les ministères de la Santé des pays francophones dans les plus brefs délais.

C'est avec surprise que sur le site http://www.sante-jeunesse-sports.gouv.fr/, en tapant ASPARTAME dans la rubrique « recherche » que j'ai lu la phrase suivante sur l'écran : « Résultat de la recherche sur « aspartame » : aucune réponse ».

Madame la ministre de la Santé, cet édulcorant de synthèse a fait l'objet de centaines d'études internationales et indépendantes depuis plus de 25 ans. Toutes ont prouvé que l'aspartame est bien neurotoxique.

Selon votre biographie, vous semblez vous soucier du sort des personnes handicapées et on peut lire que vous avez « toujours manifesté des engagements forts sur des questions majeures de santé publique et de droits des personnes... ».

« Roselyne Bachelot-Narquin siège à la Commission des Affaires sociales et assure la vice-présidence de la Commission sur les personnes handicapées ».

Madame Roselyne Bachelot-Narquin, sachez alors que l'aspartame peut rendre invalide ses victimes en provoquant des AVC, des fibromyalgies et des scléroses en plaques sans mentionner l'aggravation des maladies d'Alzheimer et de Parkinson dont on ne cesse de parler en ce moment. Tout ceci a été démontré depuis des années aux USA par des experts comme les Drs H.J. Roberts et Russell Blaylock entre autres et je tiens à votre disposition des centaines de témoignages en France.

La situation est bien plus grave que ce que vous pourriez l'imaginer madame la ministre car nous ignorons encore combien d'enfants sont en train de mourir de cancers et tout particulièrement de tumeurs au cerveau, dans tous les hôpitaux français à cause de la présence d'aspartame dans des tonnes de gommes à mâcher, de boissons, de desserts et de médicaments. De plus, l'aspartame aggrave le diabète, l'obésité et de graves troubles psychiatriques entre autres ; des sujets qui ne cessent de faire la une de l'actualité de nos jours. Aux USA, on n'hésite pas à employer des mots très forts tels que : « CRIME CONTRE L'HUMANITÉ ».

Je me permets de vous rappeler l'existence de l'article de loi numéro 24 dans les droits des enfants au sujet de leur santé (référence : page 59 du livre *Le Droit de l'enfant* de Françoise Martinetti aux Éditions Librio).

IL EST DE VOTRE DEVOIR DE RESPECTER CET ARTICLE DE LOI ET DE PRENDRE LES DISPOSITIONS NÉCESSAIRES AFIN QUE CESSE CE CRIME.

Dans l'attente d'une réponse favorable de votre part, au nom de millions de consommateurs et de leurs enfants, ainsi qu'en la mémoire des milliers de personnes décédées à cause de leur consommation d'aspartame, je vous prie de croire madame la ministre de la Santé, en notre parfaite considération.

Corinne Gouget

Au nom de Mission possible international

## Annexe : liste des médicaments contenant de l'aspartame (source : Vidal 2008)

L'aspartame n'est pas seulement présent dans 6 000 produits alimentaires. Il se cache AUSSI dans nombre de médicaments. En voici la liste complète pour ceux qui sont vendus en France. Si votre médecin vous prescrit un de ces remèdes, demandez-lui d'en prescrire un autre, édulcoré SANS ASPARTAME.

* ABILIFY 10 mg cp orodispers
* ABILIFY 15 mg cp orodispers
* ACETYLCYSTEINE SANDOZ CONSEIL 200 mg glé p sol buv
* AERIUS 5 mg cp orodispers
* AGRAM 1 g cp dispers
* AGRAM 125 mg/5 ml pdre p susp buv
* AGRAM 250 mg/5 ml pdre p susp buv
* AMODEX 1 g cp dispers
* AMOXICILLINE ALMUS 1g cp pellic dispers
* AMOXICILLINE ARROW 1g cp pellic dispers
* AMOXICILLINE BIOGARAN 125 mg/5 ml pdre p susp buv
* AMOXICILLINE BIOGARAN 1g cp dispers
* AMOXICILLINE BIOGARAN 500 mg/5 ml pdre p susp buv
* AMOXICILLINE EG LABO 1 g cp dispers

* AMOXICILLINE RPG 1g cp dispers
* AMOXICILLINE RPG 250 mg/5 ml pdre p susp buv
* AMOXICILLINE RPG 500 mg/5 ml pdre p susp buv
* AMOXICILLINE SANDOZ 1g cp dispers
* AMOXICILLINE WINTHROP 1g cp pellic dispers
* AMOXICILLINE/ACIDE CLAVULANIQUE ALTER 100 mg/12,5 mgpml pdre p susp buv Enf
* AMOXICILLINE/ACIDE CLAVULANIQUE ALTER 100 mg/12,5 mgpml pdre p susp buv Nour
* AMOXICILLINE/ACIDE CLAVULANIQUE ALTER 1 g/125 mg pdre p susp buv sach Ad
* AMOXICILLINE/ACIDE CLAVULANIQUE ARROW 100 mg/12,5 mg pdre p susp buv Enf
* AMOXICILLINE/ACIDE CLAVULANIQUE ARROW 100 mg/12,5 mg pdre p susp buv Nour
* AMOXICILLINE/ACIDE CLAVULANIQUE ARROW 1 g/125 mg pdre p susp buv Ad
* AMOXICILLINE/ACIDE CLAVULANIQUE BIOGARAN 1 g/125 mg pdre p susp buv adulte
* AMOXICILLINE/ACIDE CLAVULANIQUE BIOGARAN 100 mg/12,5 mg/ml pdre p susp buv enfant
* AMOXICILLINE/ACIDE CLAVULANIQUE BIOGARAN 100 mg/12,5 mg/ml pdre p susp buv nourrisson
* AMOXICILLINE/ACIDE CLAVULANIQUE G GAM 100 mg/12,5 mg pdre p susp buv Enf
* AMOXICILLINE/ACIDE CLAVULANIQUE G GAM 100 mg/12,5 mg pdre p susp buv Nour

* CALCIPRAT 1 000 mg cp à sucer
* CALCIPRAT 500 mg cp à sucer
* CALCIPRAT 750 mg cp à sucer
* CALCIPRAT VITAMINE D3 1 000 mg/800 UI cp à sucer
* CALCIPRAT VITAMINE D3 500 mg/400 UI cp à sucer
* CALCIUM MERCK 500 mg cp à croquer/sucer
* CALCIUM SANDOZ 500 mg cp efferv
* CALCIUM SANDOZ 500 mg pdre p susp buv
* CALCIUM TEVA 500 mg cp à sucer
* CALCIUM VITAMINE D3 BIOGARAN 500 mg/400UI cp à sucer
* CALCIUM VITAMINE D3 EG 500 mg/400UI cp à croquer/sucer
* CALCIUM VITAMINE D3 GNR 500 mg/400UI cp à croquer/sucer
* CALCIUM VITAMINE D3 MERCK 500 mg/400UI cp à croquer/sucer
* CALCIUM VITAMINE D3 RANBAXY 500 mg/400UI cp à croquer/sucer
* CALCIUM VITAMINE D3 RATIOPHARM 500 mg/400UI cp à croquer/sucer
* CALCIUM VITAMINE D3 SANDOZ 500 mg/400UI cp à croquer/sucer
* CALCIUM VITAMINE D3 TEVA 500 mg/400 UI cp à sucer
* CALCOS VITAMINE D3 cp à croquer/sucer

* CALPEROS 500 mg cp à sucer séc
* CALPEROS D3 cp à sucer
* CALPRIMUM 500 mg cp enr croquer
* CALTRATE 500 mg cp à sucer
* CALTRATE VITAMINE D3 500 mg/400UI cp à sucer
* CANTALENE cp à sucer
* CEFADROXIL G GAM 1 g pdre p susp buv
* CEFADROXIL G GAM 250 mg pdre p susp buv
* CEFADROXIL TEVA 250 mg pdre p susp buv
* CEFADROXIL TEVA 500 mg pdre p susp buv
* CEFPODOXIME WINTHROP ENFANTS ET NOURRISSONS 40 mg/5 ml glé p susp buv
* CEFUROXIME MERCK 125 mg cp enr
* CEFUROXIME MERCK 250 mg cp enr
* CEFUROXIME MERCK 500 mg cp enr
* CEFUROXIME QUALIMED 125 mg cp enr
* CEFUROXIME QUALIMED 250 mg cp enr
* CEFUROXIME QUALIMED 500 mg cp enr
* CEFUROXIME SANDOZ 125 mg cp enr
* CEFUROXIME SANDOZ 250 mg cp enr
* CEFUROXIME SANDOZ 500 mg cp enr
* CEFUROXIME WINTHROP 125 mg cp enr
* CEFUROXIME WINTHROP 250 mg cp enr
* CEFUROXIME WINTHROP 500 mg cp enr
* CELESTENE 2 mg cp dispers séc

* CELLCEPT 1 g/5 ml pdre p susp buv
* CETORNAN 10 g pdre p sol buv/entér
* CETORNAN 5 g pdre p sol buv/entér
* CHLORHEXIDINE ET TETRACAÏNE PIERRE FABRE SANS SUCRE past
* CIBLOR 100 mg/12,5 mg pdre p susp buv Enf
* CIBLOR 100 mg/12,5 mg pdre p susp buv Nour
* CIMETIDINE TEVA 200 mg cp efferv
* CIMETIDINE TEVA 800 mg cp efferv
* CITRATE BETAÏNE CRISTERS 2g pdre p sol buv
* CLAMOXYL 1 g cp dispers
* CLAMOXYL 1 g pdre p susp buv
* CLAMOXYL 125 mg/5 ml pdre p susp buv
* CLAMOXYL 250 mg/5 ml pdre p susp buv
* CLAMOXYL 500 mg/5 ml pdre p susp buv
* CYCLADOL 20 mg cp efferv
* DEBRIDAT glé p susp buv sachet-dose
* DENSICAL 600 mg cp à sucer
* DENSICAL VITAMINE D3 cp à croquer/sucer
* DIACOMIT 250 mg pdre p susp buv
* DIACOMIT 500 mg pdre p susp buv
* DOLITABS 500 mg cp orodispersible
* DOLKO 500 mg pdre p sol buv
* DRILL ENROUEMENT 15 mg past à sucer sans sucre
* DRILL SANS SUCRE past

* DYNAMISAN 3 g pdre p sol buv
* EFFERALGAN 1 g cp efferv
* EFFERALGAN 150 mg pdre efferv p sol buv
* EFFERALGAN 250 mg pdre efferv p sol buv
* EFFERALGAN CODÉINE cp efferv séc
* EFFERALGANODIS 500 mg cp orodispers
* ENDIUM 300 mg pdre p sol buv
* EXOMUC 100 mg glé p sol buv nour
* EXOMUC 200 mg glé p sol buv
* FERVEX ENFANT glé p sol buv
* FERVEX SANS SUCRE glé p sol buv
* FIXICAL 500 mg cp à croquer/sucer
* FIXICAL VITAMINE D3 1 000 mg/800UI cp à sucer
* FIXICAL VITAMINE D3 500 mg/400UI cp à croquer/sucer
* FLECTOR 50 mg glé p sol buv
* FLUIMUCIL 100 mg glé p sol buv nour
* FLUIMUCIL 200 mg cp efferv
* FLUIMUCIL 200 mg glé p sol buv
* FLUOXETINE ZYDUS 20 mg cp dispers séc
* FORCICAL VITAMINE D3 cp à croquer/sucer/dispers
* GAVISCON MENTHE cp à croquer
* GAVISCONELL CITRON cp à croquer
* GAVISCONELL MENTHE cp à croquer
* GAVISCONELL SANS SUCRE CITRON cp à croquer

* GAVISCONELL SANS SUCRE MENTHE cp à croquer
* GLOSSITHIASE cp subling
* HYDROXYDES ALUMINIUM/MAGNÉSIUM SANDOZ CONSEIL 400 mg/400 mg cp à croquer
* IMODIUMLINGUAL 2 mg lyoph oral
* JOSACINE 1 000 mg cp dispers adulte
* JOSACINE 250 mg pdre p susp buv
* JOSACINE 500 mg pdre p susp buv
* KESTINLYO 10 mg lyoph oral
* KLEAN PREP pdre p sol buv
* LAMOTRIGINE EG 100 mg cp à croquer/dispers
* LAMOTRIGINE EG 200 mg cp à croquer/dispers
* LAMOTRIGINE EG 25 mg cp à croquer/dispers
* LAROSCORBINE 1g cp efferv
* LAROSCORBINE sans sucre 1g cp efferv
* LAROSCORBINE sans sucre 500 mg cp à croquer
* LOPERAMIDE LYOC 2 mg lyoph oral
* MELAXOSE gelée oral
* MIGPRIV pdre p sol buv
* MIRTAZAPINE ACTAVIS 15 mg cp orodispers
* MIRTAZAPINE BIOGARAN 15 mg cp orodispers
* MOTILIUM 10 mg glé efferv
* MOVIPREP pdre p sol buv en sach
* MUPAX cp à croquer

* NICOGUM MENTHE 2 mg gomm mâcher médic sans sucre
* NICOGUM RÉGLISSE-MENTHE SANS SUCRE 2 mg gomm mâcher médic
* NICOGUM sans sucre 2 mg gomm mâcher médic
* NICOPASS SANS SUCRE MENTHE FRAÎCHEUR 1,5 mg past
* NICOPASS SANS SUCRE RÉGLISSE MENTHE 1,5 mg past
* NICORETTE MICROTAB CITRON 2 mg cp subling
* NICOTINELL MENTHE 1 mg cp à sucer
* NICOTINELL MENTHE 2 mg cp à sucer
* NIQUITIN MENTHE FRAÎCHE 2 mg cp à sucer
* NIQUITIN MENTHE FRAÎCHE 4 mg cp à sucer
* NIQUITIN SANS SUCRE 2 mg cp à sucer
* NIQUITIN SANS SUCRE 4 mg cp à sucer
* NUROFENTABS 200 mg cp orodispers
* OGASTORO 15 mg cp orodispers
* OGASTORO 30 mg cp orodispers
* ONDANSETRON ARROW 8 mg cp orodispers
* ONDANSETRON BIOGARAN 8 mg cp orodispers
* ONDANSETRON EG 8 mg cp orodispers
* ONDANSETRON MERCK 8 mg cp orodispers
* ONDANSETRON QUALIMED 8 mg cp orodispers
* ONDANSETRON RATIOPHARM 8 mg cp orodispers

* ONDANSETRON WINTHROP 8 mg cp orodispers
* ONDANSETRON ZYDUS 8 mg cp orodispers
* ORELOX 8 mg/ml glé p susp buv enfant nourrisson
* OROCAL 500 mg cp à sucer
* OROCAL VIT D3 500 mg/400 U.I. cp à sucer
* OROCAL VITAMINE D3 500 mg/200UI cp à sucer
* OROMAG cp à sucer
* OROZAMUDOL 50 mg cp orodispers
* OSSEANS VITAMINE D3 500 mg/400UI cp à croquer/ sucer
* OSTEOCAL 500 mg cp à sucer
* OSTEOCAL D3 500 mg/400UI cp à sucer
* OTRASEL 1,25 mg lyoph oral
* OXOGLURATE D'ORNITHINE MERCK 10g pdre p sol buv/gast ent
* OXOGLURATE D'ORNITHINE QUALIMED 5g pdre p sol buv/gast ent
* PARACETAMOL ARROW 500 mg cp efferv séc
* PARALYOC 250 mg lyoph oral
* PARALYOC 500 mg lyoph oral
* PEGA 1 000 mg cp à croquer adulte
* PEGA 500 mg cp à croquer enfant
* PERICAL 1 000 mg cp à sucer
* PHLOROGLUCINOL ARROW 80 mg cp orodispers
* PHLOROGLUCINOL BIOGARAN 80 mg cp LM

* PHLOROGLUCINOL BIOGARAN 80 mg cp orodispers
* PHLOROGLUCINOL EG 80 mg cp orodispers
* PHLOROGLUCINOL G GAM 80 mg cp orodispers
* PHLOROGLUCINOL MERCK 80 mg cp orodispers
* PHLOROGLUCINOL QUALIMED 80 mg cp orodispers
* PHLOROGLUCINOL RATIOPHARM 80 mg cp orodispers
* PHLOROGLUCINOL RPG 80 mg cp orodispers
* PHLOROGLUCINOL SANDOZ 80 mg cp orodispers
* PHLOROGLUCINOL SANDOZ CONSEIL 80 mg cp orodispers
* PHLOROGLUCINOL TEVA 80 mg cp orodispers
* PROTELOS 2 g glé p susp buv
* PROTOVIT cp à croquer enf
* PROXALYOC 20 mg lyoph oral
* PSEUDOPHAGE glé p sol buv
* QUESTRAN 4 g pdre oral
* RANIPLEX 150 mg cp efferv
* RANIPLEX 300 mg cp efferv
* RANIPLEX 75 mg cp efferv
* RANITIDINE ARROW 150 mg cp efferv
* RANITIDINE ARROW 300 mg cp efferv
* RANITIDINE ARROW 75 mg cp efferv
* RANITIDINE BIOGARAN 150 mg cp efferv

* RANITIDINE BIOGARAN 300 mg cp efferv
* RANITIDINE QUALIMED 150 mg cp efferv
* RANITIDINE QUALIMED 300 mg cp efferv
* RANITIDINE RPG 150 mg cp efferv
* RANITIDINE RPG 300 mg cp efferv
* RISPERDALORO 0,5 mg cp orodispers
* RISPERDALORO 1 mg cp orodispers
* RISPERDALORO 2 mg cp orodispers
* RISPERDALORO 3 mg cp orodispers
* RISPERDALORO 4 mg cp orodispers
* RISPERIDONE RATIOPHARM 0,5 mg cp orodispers
* RISPERIDONE RATIOPHARM 1 mg cp orodispers
* RISPERIDONE RATIOPHARM 2 mg cp orodispers
* SARGENOR À LA VITAMINE C cp efferv
* SINGULAIR 5 mg cp à croquer
* SOLUPRED 20 mg cp orodispers
* SOLUPRED 5 mg cp orodispers
* SPASMAG gél
* SPASMOCALM 80 mg cp orodispers
* SPASSIREX 80 mg cp
* SPIFEN 400 mg glé p sol buv
* STOMEDINE 200 mg cp efferv
* SUBOLIGO ZINC cp subling
* TAGAMET 200 mg cp efferv
* TAGAMET 800 mg cp efferv

* TAKADOL 100 mg cp efferv séc
* TRAMADOL MERCK 50 mg cp efferv
* TRAMADOL TEVA 50 mg cp efferv
* TRAMADOL WINTHROP 50 mg cp efferv
* TRANQUILIMAG gél
* TRANSILANE SANS SUCRE pdre p susp buv
* TRANSIPEG 2,95g pdre p sol buv
* TRANSIPEG 5,9g pdre p sol buv
* TRANSULOSE gelée oral
* TRASEDAL 50 mg cp efferv
* VECTRINE 300 mg pdre p susp buv
* VIDEX 100 mg cp à croquer/dispers
* VIDEX 150 mg cp à croquer/dispers
* VIDEX 25 mg cp à croquer/dispers
* VIDEX 50 mg cp à croquer/dispers
* VIRACEPT 50 mg/g pdre oral
* VITAMINE C UPSA 500 mg cp à croquer
* VITAMINE C UPSA FRUIT EXOTIQUE 500 mg cp à croquer
* VITASCORBOL SANS SUCRE TAMPONNE 500 mg cp à croquer
* VOGALENE LYOC 7,5 mg lyoph oral
* VOGALIB 7,5 mg lyoph oral
* ZINNAT 125 mg glé p susp buv
* ZINNAT 125 mg/5 ml glé p susp buv

* ZOMIGORO 2,5 mg cp orodispers
* ZOPHREN 4 mg lyoph oral
* ZOPHREN 8 mg lyoph oral
* ZUMALGIC 100 mg cp efferv
* ZUMALGIC 50 mg cp efferv
* ZYPREXA VELOTAB 10 mg cp orodispers
* ZYPREXA VELOTAB 15 mg cp orodispers
* ZYPREXA VELOTAB 20 mg cp orodispers
* ZYPREXA VELOTAB 5 mg cp orodispers
* ZYVOXID 100 mg/5 ml glé p susp buv

# DEUXIÈME PARTIE :

## les autres édulcorants

*Le code européen identifiant chaque édulcorant – code qui s'applique en France – est précisé en tête de chaque chapitre. Il doit obligatoirement figurer sur l'emballage de chaque produit qui en contient. Les édulcorants qui n'ont pas de code sont les ingrédients sucrants non considérés comme édulcorants et les édulcorants qui ne sont pas encore autorisés en Europe, donc en France. Mais, d'une part, ils le seront vraisemblablement dans un avenir plus ou moins proche, et il importe de vous informer à leur sujet. D'autre part, vous trouverez ces édulcorants dans nombre de produits commercialisés dans les pays lointains (Amérique du Nord et du Sud, Afrique, Asie) où vous séjournerez. Et là encore, vous avez besoin d'être informé.*

## L'acésulfame K

### ▪ E950

Dans les années 1960, le principal édulcorant d'alors, la saccharine, était à son apogée commercial. Les équipes de chercheurs s'activèrent, dans les laboratoires, en particulier en Europe, pour mettre au point un autre édulcorant de synthèse capable de rivaliser avec la saccharine afin de prendre des parts de marché. En Europe, cette dépendance était mal vécue car la fabrication de la saccharine se faisait selon un protocole défini par un brevet américain.

Et c'est une firme allemande, Hoechst, qui emporta la mise – si l'on peut dire – en mettant au point un édulcorant concurrent de la saccharine en 1967.

Il s'agit de l'acésulfame de potassium, communément appelé acésulfame K. C'est un produit qui n'a rien de naturel, obtenu par synthèse.

Et quarante ans plus tard, l'acésulfame K est omniprésent dans nombre de produits majeurs communiquant sur le « sans sucre », dont les quatre principales boissons de ce type commercialisées dans le monde :

- Coca-Cola light ;

- Coca-Cola Zero ;
- Pepsi light ;
- Pepsi Max.

C'est dire l'importance qu'a pris l'acésulfame K avec le temps. Par contre, il faut observer qu'il n'est pratiquement jamais utilisé seul, mais presque toujours en association avec un autre édulcorant.

C'est ainsi que dans les quatre boissons « *sugar free* » citées ci-dessus il est associé… à l'aspartame ! De même dans l'édulcorant de table le plus vendu actuellement, qui a détrôné les Sucrettes de saccharine : les comprimés de Canderel sont un mélange d'acésulfame K et d'aspartame.

L'acésulfame K a un pouvoir sucrant 200 fois plus élevé que le sucre, raison expliquant son emploi à la place du sucre dans la fabrication de produits à visée hypocalorique destinés aux régimes minceur ou aux diabétiques, mais pas seulement.

On le retrouve dans nombre de pâtisseries industrielles, de biscuits, de confitures, de confiseries, de desserts, de produits laitiers… et bien sûr dans les boissons (sodas et autres) à positionnement light, comme la gamme Vittel aromatisée. À ce sujet, c'est un comble d'associer l'image naturelle de cette marque à un produit chimique. Le message « santé » est totalement brouillé.

Étant stable à la chaleur, l'acésulfame K est également employé dans la conserverie pour édulcorer le goût de certains plats cuisinés.

Et de même que la saccharine et l'aspartame, il est présent dans l'industrie pharmaceutique pour masquer la saveur des médicaments, là encore bien souvent associé à l'aspartame ou aux polyols (mannitol, sorbitol, xylitol).

Qu'en est-il de son innocuité toxicologique ?

Les études cliniques sont biaisées : qui sont les meneurs d'ordre de ces études ? Pour servir quels intérêts ? Sous la pression de quel lobby ?

Nous pouvons faire une observation qui en dit long à ce sujet. Alors que les États-Unis sont en règle générale bien plus prompts que les pays européens à autoriser la mise sur le marché de nouveaux produits, ce fut l'inverse avec ce cas précis. En effet, si l'Union européenne autorisa l'usage de l'acésulfame K dès 1983, il a fallu attendre dix ans (1993) pour que la Food and Drug Administration (FDA) américaine donne son feu vert.

La raison est facile à comprendre : le puissant lobby des fabricants d'aspartame voyait d'un mauvais œil l'arrivée d'un concurrent sur son marché.

C'est ainsi que pour faire interdire l'acésulfame K se créa aux États-Unis le Centre pour la science dans l'intérêt du public (Center for Science in the Public Interest) éditant une revue *Nutrition action Healthletter* dans laquelle furent publiées plusieurs études affirmant que l'acésulfame K provoquait le cancer.

Cancer chez des animaux de laboratoire gavés d'acésulfame K pendant plusieurs mois et tombant inévitablement malades (cancer des poumons et leucémies).

L'Agence européenne de sécurité des aliments a fixé la dose journalière admissible d'acésulfame K à 15 mg par kilo de poids corporel. Au-delà, et en fonction de l'importance de l'abus d'un produit édulcoré à l'acésulfame K, des effets secondaires peuvent se manifester, sensiblement les mêmes que ceux provoqués par l'abus de saccharine :

- sensibilisation cutanée :
- prurit ;
- urticaire ;
- douleurs abdominales ;
- nausées ;
- vomissements ;
- diarrhée ;
- néphrite ;
- élévation du taux de *mauvais* cholestérol LDL ;
- élévation du taux de triglycérides.

Pour tous ceux qui ingurgitent quantité de sodas prétendument light édulcorés à l'acésulfame K chaque jour, le danger ne provient pas seulement de cette surconsommation, mais de l'édulcorant auquel il est très souvent associé : l'aspartame.

L'association acésulfame K/aspartame présente le même danger que l'aspartame seul. Quand vous voyez ces deux édulcorants réunis dans la composition d'un produit, abstenez-vous ABSOLUMENT.

## L'acide glycyrrhizique

### ▪ E958

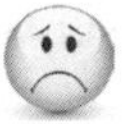

L'acide glycyrrhizique tire son nom des mots grecs « glycys » (sucré) et « rhidza » (racine). La « racine sucrée » dont il s'agit est celle de la réglisse.

La réglisse (*Glycyrrhiza glabra*) est un arbrisseau vivace de la famille des Fabacées, originaire de la Méditerranée orientale, qui a pour originalité de développer d'importantes parties souterraines sous forme d'un rhizome traçant qui peut couvrir de grandes étendues.

Ce sont ces racines qui concentrent l'acide glycyrrhizique, racines de réglisse connues en phytothérapie pour apaiser les troubles digestifs (ballonnements, éructations, flatulences, spasmes) grâce à l'anéthol, à l'estragol et au géraniol qu'elles renferment également.

Cet acide glycyrrhizique est un hétéroside possédant une puissante saveur sucrée identifiable à la sensation tardive qu'elle induit en bouche, avec un arrière-goût bien caractéristique (goût de réglisse, justement).

C'est pourquoi l'industrie alimentaire fait grand usage de cet édulcorant dont le pouvoir sucrant est

50 fois supérieur à celui du sucre, mais qui possède ses propres qualités organoleptiques qui en font un exhausteur de goût apprécié.

Mais il y a un problème.

Bien que l'acide glycyrrhizique ait obtenu aux États-Unis le statut GRAS (Generally Recognized As Safe) lui conférant l'innocuité toxicologique et son possible emploi sans réserve ni limites dans les aliments auxquels il est incorporé, il a des effets secondaires que l'on ne doit pas prendre à la légère. S'il est consommé en excès, l'acide glycyrrhizique peut provoquer :

- une hypertension artérielle ;
- une rétention d'eau entraînant des œdèmes ;
- des pertes de potassium ;
- des maux de tête ;
- dans certains cas, heureusement rares, une myoglobinurie, c'est-à-dire une concentration anormale de myoglobine (protéine servant au transport de l'oxygène dans les tissus musculaires) pouvant entraîner un infarctus du myocarde.

C'est le danger d'élévation de la tension artérielle qui est le plus souvent mis en avant pour inciter les sujets à risque à ne pas consommer de réglisse en général, à plus forte raison d'aliments contenant de l'acide glycyrrhizique.

L'acide glycyrrhizique inhibe l'enzyme *hydroxystéroïde deshydrogénase* (sécrétée par les surrénales pour métaboliser le cortisol), ce qui a pour effet d'accroître la rétention d'eau et de sodium. C'est cet excès de sel qui présente un danger. Les personnes hypertendues doivent donc s'abstenir.

Il convient en particulier de bien vérifier la composition de certains produits destinés au sevrage tabagique qui peuvent être édulcorés avec de l'acide glycyrrhizique pour masquer le mauvais goût de certains composants avec la saveur sucrée agréable de cet édulcorant qui se prolonge en bouche. Acide glycyrrhizique que l'on retrouve en quantité dans les apéritifs anisés (pastis).

Hypertendus, s'abstenir !

## L'alitame

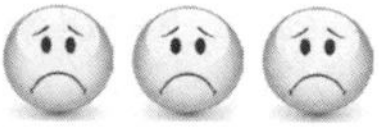

Cet édulcorant de synthèse est le deuxième rejeton de l'aspartame, présenté à l'instar du néotame comme faisant partie de cette nouvelle génération de « faux sucres » di-peptidiques.

Il est encore interdit en Europe, donc en France, mais pour combien de temps ? J'ai tenu à l'inclure dans cet ouvrage à titre informatif pour une double raison.

Il est autorisé dans nombre de pays (Mexique, Australie, Chine…) où vous pouvez séjourner et trouver des produits qui en contiennent et qui ne valent pas mieux que ceux contenant de l'aspartame au plan de la sécurité alimentaire. D'autre part, nul doute que son interdiction ne durera pas, sous la pression du lobby qui finit toujours par avoir gain de cause auprès des hommes politiques qui prennent les décisions finales, à Bruxelles comme à Paris.

Le pouvoir sucrant de l'alitame est 2 000 fois supérieur à celui du saccharose de référence, d'où son intérêt, et il est plus stable que l'aspartame à la cuisson, ce qui permet de l'utiliser dans les plats cuisinés.

C'est le laboratoire Pfizer qui a développé l'élaboration de l'alitame dans les années 1980. Sa requête auprès de la FDA ayant été rejetée, c'est Danisco qui a pris le relais par la suite avec le même insuccès. Il n'est encore pas autorisé aux États-Unis. Cela ne saurait tarder.

Comme le néotame, il s'agit d'un di-peptide dont la formule est la suivante : N-[N-(3,3-dimethylbutyl)-L-alpha-aspartyl]-L-phenylalanine1-methyl ester.

La parenté chimique avec l'aspartame est évidente.

Si le cœur vous en dit, sucrez donc votre café avec ce produit chimique quand il sera sur le marché ! Pour ma part, je m'abstiendrai. Sécurité oblige.

## La brazzéine

La brazzéine est un cas d'école illustrant la « bio-piraterie », cette appropriation honteuse du vivant (flore et faune des pays vulnérables de l'hémisphère Sud) par des entreprises et laboratoires des pays les plus riches de notre planète, principalement américains. De quoi s'agit-il ?

Depuis des siècles, la population de la zone intertropicale africaine avait pour habitude de sucrer son alimentation avec le fruit d'un arbuste grimpant, le *Pentadiplandra brazzeana*. Pour satisfaire la demande croissante, la cueillette sauvage ne suffisant pas, le Gabon mit l'arbuste en culture sur des milliers d'hectares.

L'extrait du fruit, nommé brazzéine, fut classé dans les édulcorants intenses puisqu'à poids égal son pouvoir sucrant est 1 250 fois supérieur à celui du saccharose servant de référence. On comprend ainsi son intérêt dans l'industrie agroalimentaire : il suffit d'en mettre en petite quantité dans le produit que l'on veut sucrer, ce qui réduit sa valeur calorique et permet de communiquer sur le « sans sucre ».

La brazzéine n'est pas un glucide mais une protéine constituée d'une chaîne moléculaire de 54 acides aminés.

Elle a un autre intérêt pour les industriels : sa grande stabilité à la chaleur. À la différence d'autres édulcorants qui ne peuvent être utilisés que dans les produits sans cuisson, elle ne perd pas son goût quand elle est chauffée.

Cette brazzéine attira l'attention d'une équipe américaine venue au Gabon dans le but de ce que certaines multinationales occidentales, avides de piller les ressources naturelles des pays du Tiers-Monde en vue d'en isoler des molécules actives, nomment une « bio-prospection ».

Et c'est ainsi que l'université du Wisconsin, entre 1994 et 1998, déposa au total quatre brevets, s'appropriant la technique pour isoler, séquencer et synthétiser le code ADN de la protéine extraite du *Pentadiplandra brazzeana*. Ce n'est pas tout. Le but avoué de cette « manœuvre scientifique » était de vendre la licence d'exploitation de ces brevets à des firmes de biotechnologie capables de produire de la brazzéine à partir de substances génétiquement modifiées par codage ADN.

Le succès fut immédiat. Et aujourd'hui une entreprise américaine commercialise des semences de maïs transgénique produisant de grandes quantités de brazzéine pour satisfaire la demande agroalimentaire.

Le résultat fut une catastrophe économique pour le Gabon qui produisait lui une brazzéine naturelle extraite des fruits du *Pentadiplandra brazzeana* : à partir de ce moment-là, plus aucun industriel n'en voulut, la brazzéine extraite du maïs transgénique étant bien meilleur marché. Et le Gabon n'obtint strictement aucun dédommagement de cette « biopiraterie ».

Des organisations non gouvernementales comme Greenpeace et le GRAIN (Genetic Resources Action International) se battent avec acharnement pour exiger la « non-brevetabilité » du vivant.

Autant se battre contre des moulins à vent !

À Rio, en juin 1992, fut organisé ce que l'on appela le « Sommet de la Terre », 170 pays y participaient. On y créa la CDB (Convention pour la diversité biologique) : organisme destiné à s'opposer à la privatisation du vivant et affirmant le droit de souveraineté d'un État sur les ressources génétiques de sa flore et de sa faune.

L'ambition de la CDB était de permettre la conservation durable des éléments composant la diversité biologique de notre planète afin d'en assurer la survie.

La CDB proposa un cadre juridique assurant le partage équitable des bénéfices réalisés par les entreprises de biotechnologie identifiant et isolant des molécules « vivantes » en vue de les reproduire par synthèse.

Malheureusement, ce ne furent que de bons sentiments. Après avoir fait naître bien des espoirs, les travaux de la CDB étant cités en exemple par les médias occidentaux, les décisions prises par cette convention ne furent jamais appliquées. Et deux ans après Rio, le Gabon fut privé des ressources de sa production naturelle de brazzéine. Du vol. Honte aux voleurs !

Alors, si vous lisez « brazzéine » dans la composition d'un produit, lorsque vous séjournerez dans un pays lointain (la brazzéine étant pour le moment interdite en Europe), vous savez ce que vous devez faire, éthique oblige : abstenez-vous.

## La curculine

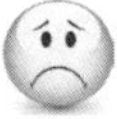

Encore une protéine au goût sucré en provenance, elle, d'un arbre originaire de Malaisie, le *Curculigo latifolia*.

Sa chaîne moléculaire comprend 114 acides aminés. Son pouvoir sucrant est de 550. Mais à l'inverse des autres édulcorants de nature protéique, la curculine n'est pas résistante à la chaleur.

Elle a une autre propriété bien spécifique : elle modifie sensiblement et longuement (en bouche) la perception du goût amer.

Cette spécificité de la curculine fait qu'on l'utilise pour masquer l'amertume et le goût métallique de la saccharine, d'où son emploi concomitant à cet « ancêtre » des édulcorants.

Quand les additifs alimentaires s'empilent…

La curculine entre également dans la formulation de certains médicaments pour la même raison, en masquer le goût désagréable.

C'est ainsi qu'un laboratoire pharmaceutique suisse vient de déposer un brevet en 2002, dont l'intitulé se passe de commentaires : « Emploi du

*Curculigo latifolia* pour rendre organoleptiquement acceptable un anti-inflammatoire stéroïdien afin de masquer son goût amer particulièrement prononcé. »

Le verbe « masquer » a plusieurs synonymes : cacher, travestir, dissimuler…

## Le cyclamate

### ▪ E952

Le cyclamate de sodium (on dit en général « cyclamate » seulement) est un édulcorant de synthèse qui a un seul intérêt pour les entreprises de l'agroalimentaire actives sur le marché du « sans sucre », c'est le moins cher de tous ces produits chimiques : saccharine, aspartame, acésulfame K…

Car il faut bien les qualifier pour ce qu'ils sont réellement : des produits chimiques. Et avoir présent à l'esprit leur véritable nature quand on remplace le sucre par de tels comprimés du genre « sucrette », sous prétexte de faire un régime, ces comprimés les mélangeant en proportions variées selon les marques, le binôme aspartame/cyclamate étant très fréquent.

Quand je dis « chimique » : le cyclamate est obtenu par sulfonation de la cyclohexylamine. Pour ce faire, on fait réagir de l'acide sulfamique sur de la cyclohexylamine, puis on incorpore de l'hydroxyde de sodium.

Pour ceux qui l'ignorent, l'hydroxyde de sodium est… la soude caustique ! Et la poudre blanche issue de cette opération est le cyclamate. Beurk !

Pour l'anecdote, son pouvoir sucrant a été découvert accidentellement, comme le fut la saccharine. En 1937, un étudiant de l'Université de l'Illinois, nommé Michael Sveda, travaillait à la synthèse d'un nouveau médicament antipyrétique (destiné à faire tomber la fièvre).

Le cyclamate était l'un des composants de ce médicament. L'étudiant alluma une cigarette, puis la déposa à moitié consumée sur la paillasse de son labo, et quand il la porta à nouveau à sa bouche, elle avait un goût sucré. Il fit alors le lien avec le cyclamate qu'il était en train de manipuler.

La firme DuPont s'appropria le brevet, puis le revendit au groupe Abbott. Et depuis un demi-siècle, ce dernier essaie de l'imposer sur le marché des édulcorants, mais, malgré un lobbying intensif, il a beaucoup de mal, s'opposant aux contradicteurs, sucriers et fabricants des édulcorants concurrents majeurs : saccharine, aspartame et acésulfame K.

C'est ainsi qu'il fut autorisé aux États-Unis en 1958 (GRAS : Generally Recognized As Safe), reconnu inoffensif, puis interdit en 1969 après la publication d'une étude rapportant que des rats gavés de cyclamate pendant des mois avaient développé des tumeurs ; protocole habituel de ce genre d'étude qui ne prouve rien et n'a qu'un but, servir les intérêts des commanditaires de l'étude.

Et le cyclamate, autorisé dans les pays européens (dont la France) est toujours interdit aux États-Unis afin de protéger l'aspartame principalement. Il est probable que bien des membres du Congrès et du Sénat américains sont passés à la caisse – si vous permettez cette expression.

Qu'en est-il réellement de son innocuité toxicologique ?

C'est vraiment difficile de se faire une idée à ce sujet tant il est polémique, le défenseur (Abbott, le fabricant) et ses adversaires (tous les autres) publiant des études totalement contradictoires.

Une étude publiée en 1966 rapporte que certaines bactéries de notre flore intestinale pourraient agir en désulfonant le cyclamate dans le côlon, ce qui aurait pour effet de libérer de la cyclohexylamine, laquelle rendrait les rats stériles.

Le Comité scientifique de l'alimentation humaine de l'Union européenne a établi une DJA (dose journalière autorisée) de 7 mg de cyclamate par kilo de poids et par jour. Au-delà pourraient survenir des inconforts digestifs.

Inconforts digestifs toujours pour les mêmes, ceux qui abusent de ces produits « sans sucre » consciemment, suivant aveuglément les prescriptions des « gourous » de l'amincissement, ou inconsciemment, ne lisant jamais la composition des produits qu'ils achètent, sans parler des enfants et des adolescents, gros consommateurs de sodas light qui en font paradoxalement des… obèses.

Pour moi, c'est NON, NON et NON.

Pas plus de cyclamate que de saccharine, d'aspartame ou d'acésulfame K.

Du sucre, modérément certes, mais du sucre. Reportez-vous au chapitre « Ni trop ni trop peu » dans la dernière partie.

Et encore moins de cyclamate quand il est associé à l'aspartame, ce qui est fréquent. Dans ce cas, le **NON** s'inscrit en caractères gras.

## L'érythritol

### ▪ E968

L'érythritol est un polyol, composé organique encore nommé polyalcool ou glycol et caractérisé par un certain nombre de groupes hydroxyles.

On le trouve à l'état naturel dans certaines algues et dans les lichens. Étant devenu un édulcorant à la mode pour la fabrication de barres chocolatées et de chewing-gums, il est aujourd'hui obtenu par des procédés biotechnologiques en faisant fermenter de la farine de maïs ensemencée avec des levures (*Moniliella pollinis, Trichosporonoides megachilensis*).

Avec des réserves quant au maïs servant à cette production et pouvant être génétiquement modifié.

Son pouvoir sucrant est inférieur au sucre (60 %), mais il a des avantages : sa faible valeur calorique (0,2 calorie/gramme), et il ne provoque pas de caries dentaires. En effet, la flore bactérienne buccale ne dégrade pas l'érythritol. Le pH n'étant pas acidifié, cela préserve l'émail des dents.

Autre avantage, comme les autres polyols, au contact des papilles gustatives il engendre un effet de froid, d'où sa présence dans les friandises visant au rafraîchissement de l'haleine.

C'est aussi un agent de charge qui épaissit la texture des produits auxquels il est incorporé. C'est la raison pour laquelle il est en général associé à un édulcorant intense qui a un fort pouvoir sucrant, mais qui entre pour un très faible volume dans le produit fini.

L'érythritol permet également de masquer le goût métallique et l'amertume désagréable de certains additifs.

Comme les autres polyols, il provoque des diarrhées si l'on abuse de produits qui en contiennent. Par contre, il occasionne moins de ballonnements que le sorbitol ou le mannitol, car il est excrété dans les urines en quasi-totalité.

Si l'érythritol était le seul édulcorant dans la formulation des produits, cela ne poserait pas de problème pour les personnes qui en consomment raisonnablement. Mais ce sont les autres édulcorants qui lui sont associés (généralement l'aspartame) qui font rejeter ces produits, dans ce cas-là.

## L'isomalt

### ▪ E953

L'isomalt est un édulcorant de la famille des polyols produit de façon industrielle à partir du saccharose selon un processus biotechnologique.

Dans un premier temps, on produit de l'isomaltulose en faisant agir sur le saccharose l'enzyme *sucrose isomérase* issue de l'action du ferment *Protaminobacter rubrum.* Dans un second temps, on procède à l'hydrogénation de l'isomaltulose.

Son pouvoir sucrant étant de 50 % inférieur à celui du sucre, on se demande quel peut être l'intérêt de cet édulcorant. En fait, il a une plus grande stabilité thermique que le saccharose et son pouvoir hygroscopique est moindre, c'est-à-dire qu'il « remouille » moins comme disent les confiseurs.

Cela permet aux confiseurs qui utilisent de l'isomalt au lieu du sucre de procéder à ce que l'on appelle le tirage : on peut étirer la masse sucrée et lui donner toutes les formes que l'on veut (fleurs, tuiles, cheveux d'ange…). Les pièces en sucre élaborées avec de l'isomalt se conservent parfaitement et gardent leur aspect brillant.

L'isomalt provoque, par contre, les mêmes effets secondaires que tous les autres polyols, à savoir des ballonnements et une stimulation du transit pouvant entraîner des diarrhées.

Si vous abusez de confiseries élaborées avec de l'isomalt, vous savez ce qui vous attend…

## Le lactitol

- **E966**

Le lactitol est un édulcorant de la famille des polyols obtenu à partir du lactose encore appelé « sucre de lait ».

Son pouvoir sucrant est de 40 % inférieur à celui du sucre, mais on l'utilise en remplacement de celui-ci pour les deux propriétés qui sont les siennes.

D'une part, il a une valeur calorique quasi nulle, ce qui justifie son usage dans la fabrication des produits diététiques à visée minceur. D'autre part, il ne provoque pas l'élévation de la glycémie, d'où son intérêt dans le cadre du régime alimentaire des diabétiques.

Par contre, dans le côlon, la flore intestinale métabolise le lactitol en acides organiques qui abaissent le pH, ce qui a un effet osmotique provoquant les mêmes effets secondaires que les autres polyols : inconfort digestif, nausées et diarrhées pour ceux qui abusent de produits qui en contiennent.

## La mabinline

La mabinline est une protéine au goût sucré provenant d'une région de Chine, le Yunnan.

Elle est extraite des graines d'une plante de la famille du câprier (*Capparis masaikai*). Formée par deux chaînes de 33 et 72 acides aminés reliées par un pont disulfure, son pouvoir sucrant est de 375.

Comme les autres édulcorants protéiques, elle est d'une grande stabilité à la chaleur, d'où son emploi dans l'agroalimentaire.

Plusieurs laboratoires expérimentent actuellement la fabrication de mabinline par clonage et séquençage génétique en vue de sa production industrielle. C'est ainsi qu'un laboratoire d'Hawaï pense produire de la mabinline recombinante à partir de… pommes de terre génétiquement modifiées !

Un autre laboratoire, chinois celui-ci, expérimente la transformation génétique de pastèques (fruits très sucrés) en fruits peu sucrés destinés aux diabétiques, la mabinline se substituant aux sucres naturels de la pastèque.

Après le maïs, voici les pommes de terre et les pastèques génétiquement modifiées ! Où s'arrêtera cette scandaleuse démarche d'apprenti sorcier ?

## Le maltitol

- **E965**

Le maltitol est un édulcorant de la famille des polyols obtenu par transformation de l'amidon des céréales, dont malheureusement du maïs avec les risques que l'on connaît quant aux variétés transgéniques de celui-ci.

Il est peu utilisé dans l'industrie agroalimentaire, sinon pour la fabrication du chocolat « sans sucre » destiné aux régimes amincissants et aux diabétiques.

Il est peu calorique et ne provoque pas de caries. De plus, comme le sorbitol, le mannitol et le xylitol, il a un effet rafraîchissant en bouche.

Ses effets secondaires sont ceux des polyols : ballonnements, nausées et diarrhées… si vous abusez de chocolat « sans sucre » au maltitol !

## Le mannitol

### ▪ E421

Le mannitol est un édulcorant naturel, ainsi nommé, car il est le composant majeur de la manne de frêne, d'où son surnom : sucre de manne.

C'est un polyol proche du sorbitol et du xylitol, dont le pouvoir sucrant est de 0,7 et la consommation maximale recommandée de 20 grammes par jour.

La manne n'est pas son unique source. La culture du frêne à manne ayant été pratiquement abandonnée, le mannitol fut dans un deuxième temps extrait des algues brunes, principalement les laminaires, et aujourd'hui du maïs.

C'est un problème : le développement de la culture de maïs transgénique, dans le pays qui est le principal producteur de mannitol, les États-Unis, nous interpelle quant à la nature du mannitol qui en est extrait. En effet, l'étiquetage des produits contenant du mannitol d'une telle provenance ne précise jamais : « Issu de culture de maïs transgénique ».

Ce n'est pas le seul problème.

De plus en plus, les fabricants n'utilisent pas de mannitol d'origine naturelle (manne, laminaires, maïs), mais du mannitol obtenu par synthèse, à partir du glucose. On procède à une réduction électrolytique en milieu alcalin.

Son principal usage est l'édulcoration des friandises auxquelles il est incorporé, le marketing mettant en avant son action haleine fraîche.

C'est pourquoi la majorité des gommes à mâcher, dont les fabricants communiquent sur le « sans sucre », sont bourrées de mannitol réputé rafraîchir l'haleine.

Et c'est aussi la raison pour laquelle on le trouve dans nombre de dentifrices et de produits d'hygiène bucco-dentaire.

Dans l'agroalimentaire, le mannitol est massivement utilisé comme agent sucrant, texturant, anti-agglomérant, et aussi pour une autre particularité : il prévient le dessèchement des produits auxquels on l'incorpore.

Il est souvent utile, alors, d'ajouter un additif supplémentaire, du bicarbonate, car en dilution, le mannitol perd un ion hydrogène, ce qui le rend acide.

Une consommation de mannitol inférieure à 20 grammes par jour ne semble pas avoir de toxicité, bien que cela puisse provoquer des troubles digestifs, en particulier des ballonnements, des flatulences. Au-delà (mais aussi en-deçà chez certaines personnes), le mannitol a un effet laxatif de type « osmotique ».

Il agit en attirant l'eau dans la lumière intestinale, ce qui entraîne l'augmentation de volume du bol intestinal, accélérant le transit en donnant une meilleure prise aux mouvements péristaltiques qui le font progresser dans le côlon.

Un abus de produits contenant du mannitol peut irriter la paroi interne du côlon, ce qui est douloureux et provoque une colite (inflammation) entraînant une débâcle intestinale.

Bien que cela dépasse l'objet de cet ouvrage (les édulcorants), le mannitol est également utilisé en médecine pour une autre propriété qui est la sienne : il réduit de façon significative la pression intracrânienne, étant ainsi utilisé, par voie intraveineuse, après une commotion cérébrale ou une fracture du crâne.

## La miraculine

La miraculine est ainsi nommée car elle provient de ce que les Africains appellent de façon imagée « l'arbre à miracle », le *Richadella dulcifica*.

Le fruit de cet arbre a en effet une particularité : bien que n'ayant pas lui-même un goût sucré (à l'inverse des autres édulcorants protéiques), il neutralise le goût acide en se fixant sur les récepteurs de la langue.

Comme par « miracle » cet édulcorant modifie complètement notre perception gustative de la saveur acide qui devient... douce et sucrée à son contact.

Ce sont principalement les Japonais qui emploient la miraculine qui n'est pas commercialisée en Europe, mais que l'on peut se procurer facilement et librement sur Internet. Des consommateurs japonais se disant branchés achètent de la miraculine pour épater leurs invités en modifiant radicalement le goût des plats cuisinés.

Futilité !

## La monelline

La monelline est un composant naturel du fruit de l'arbuste africain nommé *Dioscoreophyllum cumminsii*. Les baies rouges produites par cette plante grimpante poussant dans la forêt tropicale en contiennent en quantité.

La monelline n'est pas un glucide mais une protéine au goût sucré, macromolécule associant deux chaînes de 44 et 50 acides aminés.

Le pouvoir sucrant de la monelline est élevé : 800. D'où son intérêt dans l'édulcoration de produits en remplacement du sucre, la faible quantité de monelline utilisée abaissant la valeur calorique de ces produits.

Cet intérêt est renforcé par deux propriétés de la monelline : sa parfaite solubilité et son excellente résistance à la chaleur.

Et ce qui devait arriver arriva : une firme japonaise, en 1997, a déposé un brevet pour la fabrication de monelline par « génie » génétique, le substrat de cette fabrication étant une levure dans laquelle est introduit le gène de la monelline.

J'ai volontairement mis le mot « génie » entre guillemets.

Tout ce que j'ai écrit précédemment dans le chapitre sur la brazzéine s'applique à la monelline. Produite industriellement grâce à cette manipulation génétique, cette monelline-là est infiniment moins chère que la monelline d'origine naturelle provenant d'Afrique, et dont l'extraction, désormais, est devenue obsolète, plus personne ne voulant en acheter.

Boycottons les produits contenant des organismes génétiquement modifiés.

## La néohespéridine

### ▪ E959

La néohespéridine est un édulcorant intense ayant un pouvoir sucrant élevé (1 600), sa molécule associant deux glucides (glucose et mannose) attachés à un polyphénol (dihydrochalcone).

Il s'agit en fait de la NHDC (néohespéridine dihydrochalcone) obtenue par hydrogénation de la néohespéridine qui est un composant de la peau du *Citrus aurantium* (plus communément appelé orange amère).

Cette néohespéridine est également extraite de la naringine qui est un flavonoïde entrant dans la composition de la peau du pamplemousse.

La néohespéridine est appréciée dans l'industrie agroalimentaire pour sa stabilité à haute température et dans un milieu à pH acide.

Elle procure une sensation de fraîcheur comparable à celle de la menthe, ainsi qu'une arrière-saveur de réglisse.

On l'emploie le plus souvent en association avec la saccharine et les cyclamates, dont elle masque l'amertume. Ce « bouquet » édulcorant a une saveur sucrée plus agréable.

La néohespéridine a un intérêt que n'ont pas les autres édulcorants intenses : son innocuité toxicologique. On ne lui connaît pas d'effets secondaires nocifs.

Autorisée en France (et dans toute l'Europe), elle est pourtant interdite aux États-Unis pour une raison inavouable, ne pas faire de concurrence à l'aspartame dont le lobby est très puissant.

Le business domine le marché des édulcorants !

## Le néotame

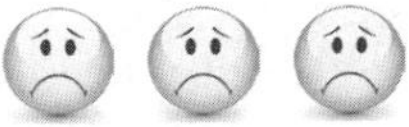

### ▪ E961

Le néotame est en vérité un clone… de l'aspartame !

Présenté comme étant le précurseur de la seconde génération d'édulcorants de structure di-peptidique, son développement a été piloté par Monsanto. C'est en quelque sorte de l'aspartame en tenue de camouflage.

Le mot « néotame » signifie tout simplement le « nouvel aspartame » : *néo-tame*. Une façon de nous faire prendre des vessies pour des lanternes.

Mais ce nouvel aspartame, lui, n'aurait aucun effet secondaire, d'après son fabricant, après nombre d'études chez la souris, le rat, le lapin et le chien.

Souris, rat, lapin, chien… Et les hommes ? De qui se moque-t-on ?

Quant à son pouvoir sucrant, son fabricant le présente comme un « super » aspartame : le néotame serait de 40 à 60 fois plus sucré que l'aspartame, soit de 7 000 à 13 000 fois plus sucré que le saccharose ! Où va-t-on s'arrêter dans cette surenchère absurde ?

Et toujours d'après son fabricant, le néotame, lui, à l'inverse de l'aspartame, ne se dégraderait pas en phénylalanine.

On a du mal à le croire, car le néotame est produit par acylation réductrice de l'aspartame avec du 3,3-diméthyle-butyraldéhyde.

La formule du néotame fait frémir : N-[N-(3,3-dimethylbutyl)-L-alpha-aspartyl]-L-phenylalanine 1-methyl ester.

Bonjour la chimie ! Et bon courage à celles et ceux qui sucrent leur café avec de tels comprimés, aux États-Unis où le néotame est autorisé depuis 2002 et très bientôt, malheureusement, en Europe, et donc en France.

Une directive du Parlement européen du 22 décembre 2009, signée du président José Manuel Barroso lui-même, précise que les États membres devront autoriser le néotame au plus tard le 12 octobre 2010.

Voici un extrait de cette directive :

« L'Autorité européenne de sécurité des aliments (EFSA) a évalué la sécurité du néotame en tant qu'édulcorant. Après avoir examiné la totalité des données relatives à la stabilité, aux produits de dégradation et à la toxicologie, l'EFSA a conclu à l'innocuité du néotame dans les utilisations qui en sont proposées en tant qu'édulcorant et a fixé une dose journalière acceptable (DJA) comprise entre 0 et 2 mg/kg poids corporel/jour.

Le néotame est un édulcorant particulièrement intense dont la sucrosité est de 7 000 à 13 000 fois supérieure à celle du saccharose. Il peut remplacer le saccharose ou d'autres édulcorants dans une vaste gamme de produits. Le néotame peut être utilisé seul ou avec d'autres édulcorants. En outre, il peut modifier le goût des aliments et des boissons.

Un nouveau numéro E doit être attribué au néotame, à savoir E 961. Les États membres devront mettre en vigueur les dispositions législatives, réglementaires et administratives nécessaires pour se conformer à la présente directive au plus tard le 12 octobre 2010. »

Et voilà ! Nous n'échapperons donc pas au néotame en 2010.

Pourtant, nous avons de bonnes raisons d'être inquiets en lisant le document évoqué par cette directive publié par l'EFSA (Autorité européenne de sécurité des aliments) et dont voici un extrait :

« Suite à une demande de la Commission européenne, le groupe scientifique sur les additifs alimentaires a été chargé d'émettre un avis sur l'innocuité du néotame en tant qu'édulcorant. Il est fabriqué par la réaction de l'aspartame et du 3,3-diméthyle-butyraldéhyde, suivie d'une purification, d'un séchage et d'un broyage.

L'innocuité du néotame a fait l'objet d'études *in vitro* et d'études à court et à long terme chez la souris, le rat, le lapin et le chien. Les résultats indiquent que le néotame n'est pas génotoxique, cancérogène, tératogène.

L'exposition au méthanol, qui pourrait résulter de l'ingestion d'aliments et de boissons contenant du néotame, est considérée comme négligeable et ne présente aucune inquiétude du point de vue de l'innocuité.

Le groupe scientifique a remarqué que l'ingestion supplémentaire de phénylalanine résultant de l'ingestion du néotame représente une augmentation relativement faible de l'exposition à la phénylalanine chez l'enfant atteint de phénylcétonurie homozygote.

La formation de nitrosamines dans le tube gastro-intestinal due à des réactions du nitrite avec le néotame a été prise en compte par le groupe scientifique qui a considéré que la nitrosation du néotame n'est pas une source d'inquiétude pour l'innocuité.

Après avoir pris en compte toutes les données sur la stabilité, les produits de la dégradation et la toxicologie, le groupe scientifique a conclu que le néotame ne présente pas de risque en matière d'innocuité en ce qui concerne les utilisations proposées comme édulcorant et exhausteur de goût. »

Personnellement, les bras m'en tombent en lisant :

- exposition au méthanol ;
- ingestion supplémentaire de phénylalanine ;
- formation de nitrosamines.

Désinformation. Le clone de l'aspartame ne vaut pas mieux que son modèle.

Comment l'Union européenne peut-elle autoriser le néotame en 2010 ?

Sous quelles pressions ? Je veux dire « groupes » de pression.

Quand on lit la liste des produits dans lesquels le néotame sera autorisé, liste figurant en annexe à la directive du Parlement européen, on se rend compte combien les édulcorants chimiques envahissent nos aliments :

✓ Boissons aromatisées à base d'eau à valeur énergétique réduite ou sans sucres ajoutés
✓ Boissons à base de lait et produits dérivés à valeur énergétique réduite ou sans sucres ajoutés

✓ Boissons à base de jus de fruits, à valeur énergétique réduite ou sans sucres ajoutés
✓ Desserts aromatisés à base d'eau, à valeur énergétique réduite ou sans sucres ajoutés
✓ Préparations à base de lait et produits dérivés, à valeur énergétique réduite ou sans sucres ajoutés
✓ Desserts à base de fruits, à valeur énergétique réduite ou sans sucres ajoutés
✓ Desserts à base d'œufs, à valeur énergétique réduite ou sans sucres ajoutés
✓ Desserts à base de céréales, à valeur énergétique réduite ou sans sucres ajoutés
✓ Desserts à base de matières grasses, à valeur énergétique réduite ou sans sucres ajoutés
✓ Snacks amuse-gueule salés et secs à base d'amidon ou de noix et noisette
✓ Confiseries sans sucres ajoutés
✓ Confiseries à base de cacao ou de fruits secs à valeur énergétique réduite ou sans sucres ajoutés
✓ Confiseries à base d'amidon à valeur énergétique réduite ou sans sucres ajoutés
✓ Cornets et gaufrettes sans sucres ajoutés, pour glace
✓ Pâtes à tartiner à base de cacao, fruits secs ou graisses, à valeur énergétique réduite ou sans sucres ajoutés
✓ Céréales pour petit déjeuner à teneur en fibres à valeur énergétique réduite ou sans sucres ajoutés
✓ Micro-confiseries pour rafraîchir l'haleine, sans sucres ajoutés
✓ Pastilles rafraîchissantes pour la gorge fortement aromatisées sans sucres ajoutés

✓ Chewing-gums sans sucres ajoutés
✓ Confiserie sous forme de comprimés à valeur énergétique réduite
✓ Boissons constituées d'un mélange de bière, de cidre, de spiritueux ou de vins et de boissons non alcoolisées
✓ Boissons spiritueuses avec une teneur en alcool de moins de 15 % vol
✓ Bière sans alcool ou ayant une teneur en alcool ne dépassant pas 1,2 % vol
✓ Bière de table contenant moins de 6 % de moût primitif
✓ Bières ayant une acidité minimale de 30 milliéquivalents
✓ Bières brunes
✓ Bière à valeur énergétique réduite
✓ Glaces de consommation, à valeur énergétique réduite ou sans sucres ajoutés
✓ Fruits en boîte ou en bocal, à valeur énergétique réduite ou sans sucres ajoutés
✓ Confitures, gelées et marmelades à valeur énergétique réduite
✓ Préparations de fruits et légumes à valeur énergétique réduite
✓ Conserves de fruits et légumes aigres-douces
✓ Conserves et semi-conserves aigres-douces de poissons et marinades de poissons, crustacés et mollusques
✓ Potages à valeur énergétique réduite
✓ Sauces
✓ Moutarde

✓ Produits de la boulangerie fine destinés à une alimentation particulière
✓ Denrées alimentaires destinées à être utilisées dans les régimes hypocaloriques destinés à la perte de poids
✓ Aliments de régime destinés à des fins médicales spéciales
✓ Compléments alimentaires sous forme liquide
✓ Compléments alimentaires sous forme solide
✓ Compléments alimentaires à base de vitamines et/ou d'éléments minéraux
✓ Édulcorants de table

Cette énumération nous révèle que les industriels incorporent donc du « faux sucre » dans certains aliments dans lesquels on n'imaginerait jamais qu'il puisse y avoir de tels additifs, comme la bière ou la moutarde, par exemple.

Repoussons les édulcorants envahisseurs.

Résistons. Lisons les étiquettes. Consommons de vrais aliments naturels sans édulcorants ni additifs toxiques.

## La pentadine

On ne sait pratiquement rien de cette protéine au goût sucré, mais il convenait de la citer dans cet ouvrage pour être exhaustif quant à cette famille bien spécifique d'édulcorants.

Nous pouvons simplement dire qu'elle est extraite du même arbre produisant la brazzéine (*Pentadiplandra brazzeana*).

Peut-être n'est-elle pas exploitée à cause de son moindre pouvoir sucrant, 500 pour la pentadine contre 1 250 pour la brazzéine ?

Jusqu'au jour où un laboratoire se penchera sur sa manipulation génétique pour en produire industriellement à bas coût.

Ne soyons pas angéliques, ce jour viendra.
Malheureusement.

# La saccharine

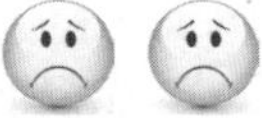

## E954

La saccharine est le plus ancien des édulcorants, le plus utilisé jusqu'à une époque récente où l'aspartame l'a détrônée de son piédestal (si l'on peut dire).

Des dizaines de millions de personnes suivant un régime, dans le monde entier, au XXe siècle, firent son succès en remplaçant le sucre par ce minuscule comprimé blanc de saccharine nommé Sucrette, une appellation commerciale qui finit par devenir un véritable nom commun.

On finit par dire « une sucrette » comme on peut dire « un frigidaire » pour nommer un réfrigérateur. C'est dire la popularité de la saccharine !

Qu'importe si le café sucré avec un tel comprimé a un épouvantable arrière-goût métallique.

Aux yeux des consommateurs de « Sucrettes » il importe de se donner bonne conscience en utilisant cette saccharine donnant à l'aliment qu'elle édulcore une saveur sucrée sans apporter la moindre calorie.

Car c'est cela qui fit la gloire de la saccharine pendant plus de cent ans : ce « faux » sucre permet de réduire la consommation de glucides accusés de faire grossir (à juste titre, certes, mais seulement si on en abuse).

La popularité de la saccharine vint aux oreilles des diabétiques et un grand nombre d'entre eux devinrent accros aux « Sucrettes » afin de remplacer le sucre dans le protocole alimentaire de leur régime hypoglucidique.

Et l'engouement pour cet édulcorant fut tel que dans les bars, même, on se mit à proposer le choix entre du sucre en sachet et des « Sucrettes » !

Si les fabricants devaient préciser la nature chimique des comprimés sur leur emballage, nul doute que les consommateurs hésiteraient à franchir le pas et resteraient fidèles au sucre, quitte à en réduire sa consommation. Cette formule est en effet : DIHYDRO-2-BENZISOTHIAZOLONE-3-DIOXYDE-1.

Bon appétit !

*Idem* si l'on informait ces mêmes consommateurs du procédé de fabrication de cette saccharine : on fait réagir de l'acide anthranilique sur de l'acide nitreux, du dioxyde de soufre, du chlore et de l'ammoniaque.

Bon appétit !

Bien que l'aspartame ait récemment pris le relais dans la plupart des usages édulcorants, on fabrique pourtant encore 20 000 tonnes de saccharine par an, actuellement. Ce n'est pas rien. Le principal producteur est la Chine, ce qui n'est guère rassurant quant on pense à l'opacité qui règne dans ce pays quant à la véritable nature de bien des produits qui sortent de ses usines. Cette saccharine a une longue histoire. Elle a été découverte accidentellement aux États-Unis en 1879. Deux chercheurs (Ira Remsen et Constantin Fahlberg) travaillaient sur le toluène, un dérivé de la houille, dans un laboratoire de l'Université Johns Hopkins à Baltimore, dans le Maryland. Ils allèrent déjeuner. Remsen ne s'était pas lavé les mains. Pendant le repas, il observa le goût sucré de ce qu'il mangeait. Il fit le lien avec le toluène.

Ce fut la naissance de la saccharine. L'histoire se termina mal pour Remsen. Cinq ans après leur découverte, en 1884, Fahlberg déposa, seul, le brevet de fabrication de l'édulcorant. Remsen fut inconsolable et déclara : « Fahlberg est une canaille, l'évocation de son nom me donne envie de vomir. »

Pendant un demi-siècle, la saccharine connut un certain succès, puis tout s'accéléra au cours de la Seconde Guerre mondiale. La pénurie de sucre et son rationnement provoquèrent l'intensification de la fabrication de saccharine.

Dans les années 1960, la progression s'accéléra encore, elle fut systématiquement employée dans les produits dits de « régime » en remplacement du sucre, sans oublier son usage d'édulcorant de table malgré sa saveur métallique dénaturant le véritable goût des boissons (café...) et aliments (yaourts...).

Il faut dire que pour l'industrie agroalimentaire la saccharine a des atouts : un pouvoir sucrant 400 fois plus élevé que le sucre, une grande stabilité à la chaleur, même en milieu acide, et une bonne conservation. Il faut également mentionner son emploi dans l'industrie pharmaceutique pour l'édulcoration des médicaments, avec d'autres atouts sur le plan pharmacocinétique : une résorption très rapide après une prise orale, une demi-vie d'une heure, 85 % se retrouvant dans les urines au bout de 24 heures.

Et pourtant la saccharine a mauvaise réputation. Ce n'est pas tant son goût détestable qui est en cause. Il y a plus grave. Elle serait cancérigène.

En 1977 fut publiée une étude canadienne qui fit grand bruit. Elle conclut que la saccharine provoquait le cancer de la vessie chez le rat. Immédiatement, le ministère de la Santé canadien interdit la saccharine. La FDA américaine (Food and Drug Administration), office chargé d'évaluer l'innocuité des aliments et des médicaments, voulut également l'interdire, mais ne le fit pas sous la pression des fabricants américains de saccharine qui contestèrent la valeur de cette étude. Il y a de quoi ! Les doses de saccharine administrées à ces pauvres rats, transposées à l'échelle humaine, équivalaient à la consommation quotidienne de 10 000 comprimés de saccharine (bien lire : dix mille) !

Il est évident que ce « gavage » hallucinant de saccharine devait provoquer de très graves problèmes physiologiques aux rats qui furent véritablement sacrifiés au cours de cette étude. Beaucoup d'entre eux développèrent un cancer de la vessie. Mais bien franchement, une telle étude a-t-elle un sens ?

Quand il y a un meurtre, la première question que se posent les enquêteurs est : « À qui profite le crime ? »

À qui profita cette étude ? Aux fabricants de sucre, bien sûr, qui voyaient d'un mauvais œil, à cette époque (1977), l'accroissement spectaculaire de la consommation de saccharine (alors à son apogée) au détriment du sucre.

Ne disons pas « fabricants », disons « lobby ». Puissant lobby sucrier.

La DJA (dose journalière acceptable) a été fixée en 1995 par l'Union européenne à 5 mg de saccharine par kilo de poids corporel.

En cas d'excès, sans aller jusqu'à 10 000 comprimés/jour (!!!), la saccharine peut avoir des effets secondaires proportionnels… à ces excès.

Une personne, par exemple, qui boirait dix cannettes par jour de soda édulcoré à la saccharine risque bien d'avoir toutes sortes de désagréments :

- sensibilisation cutanée :
- prurit ;
- urticaire ;
- douleurs abdominales ;
- nausées ;
- vomissements ;
- diarrhées ;
- néphrite ;
- tachycardie ;
- excitation du système nerveux.

Mais elle n'est pas obligée, non plus, de boire dix cannettes de soda par jour, c'est-à-dire deux litres et demi.

Il faut savoir raison garder.

De toute façon, il y a un obstacle à la consommation de saccharine. Encore une fois, il faut le souligner, cet édulcorant a vraiment un arrière-goût métallique détestable.

# Le sorbitol

## E420

Le sorbitol est un édulcorant naturel ainsi nommé car il est présent en quantité dans les baies d'un arbuste bien connu de nos campagnes : le sorbier.

C'est un polyol, proche du mannitol et du xylitol, au pouvoir sucrant de 0,7.

Sa consommation maximale recommandée est entre 10 et 50 grammes par jour selon les différentes sources, ce qui est un écart considérable. La cause de cet écart est la différence de réaction du tube digestif de chacun exposé à l'action laxative du sorbitol.

Le sorbier n'est pas son unique source. On en trouve également dans le pruneau, ce qui explique les propriétés de ce fruit réputé stimuler le transit intestinal. Mais ni l'un ni l'autre (sorbier/pruneau) n'est de nos jours utilisé pour l'extraction du sorbitol.

Compte tenu des besoins considérables en sorbitol de l'industrie agroalimentaire actuelle, celui-ci est extrait du maïs (qui en contient lui aussi, bien qu'en faible quantité) et c'est là le problème : le développement de la culture du maïs transgénique induit une opacité dans la provenance du sorbitol incorporé aux produits que nous consommons.

Lorsque nous lisons E420 dans la composition d'un aliment, nous ne savons rien de la nature réelle de cet additif.

Le sorbitol est un laxatif osmotique qui accroît le volume du bol fécal en favorisant son hydratation, ce qui donne une meilleure prise aux muscles entourant le côlon, muscles responsables de l'accélération du transit.

Le sorbitol a également une action cholagogue : il accroît la sécrétion de bile par le foie, cette bile, stockée dans la vésicule entre les épisodes digestifs, servant à émulsionner les graisses du bol alimentaire émergeant dans le duodénum. Or, la bile agit tel un lubrifiant dans l'intestin, ce qui accélère davantage encore le transit.

Le résultat, c'est que les personnes qui abusent de produits contenant du sorbitol connaissent de sévères épisodes de diarrhées, mais aussi des fermentations intestinales douloureuses.

Sans parler d'inconfort digestif sous forme de ballonnements, de flatulences.

Or, le sorbitol envahit littéralement les linéaires de nos magasins depuis quelques années. Toujours avec le même argument, le « sans sucre », les industriels édulcorent leurs produits avec du sorbitol.

Quels produits ? Sur le plan organoleptique, le sorbitol ayant un goût « frais », il est l'additif privilégié des fabricants de chewing-gum et autres confiseries pour la sensation de fraîcheur qu'il provoque.

Cela entraîne toutes sortes de situations vraiment désagréables que les consommateurs de ces produits ignorent (cet ouvrage est justement destiné à les informer). Par exemple, une personne arrêtant de fumer qui choisit pour méthode de sevrage tabagique du chewing-gum contenant du sorbitol pour flatter son goût se retrouvera souffrir de gastrite et de colite, le ventre tendu, douloureux, et connaîtra des épisodes de diarrhées.

Certains bonbons peuvent contenir jusqu'à 5 grammes de sorbitol ! Or, nous avons vu que les effets secondaires provoqués par le sorbitol peuvent apparaître dès que l'on en consomme 10 grammes par jour, soit deux bonbons dans ce cas-là.

Un article du *British Medical Journal* écrit par deux gastro-entérologues allemands fait état de diarrhées chroniques, de fermentations coliques et de douleurs abdominales provoquées par la consommation excessive de produits contenant du sorbitol. Sorbitol que l'on retrouve dans nombre de desserts lactés, de pâtisseries industrielles, de biscuits et de... produits diététiques à visée minceur !

En effet, le sorbitol n'a pas seulement un pouvoir sucrant : c'est un excipient apprécié par les industriels pour ses propriétés anticristallisantes, stabilisantes et humectantes.

Lisez bien les étiquettes. Si vous avez une muqueuse digestive sensible et que vous êtes sujet aux gastrites et aux colites, abstenez-vous d'acheter des produits contenant du E420.

L'industrie de la cosmétique emploie également le sorbitol pour la fabrication des dentifrices, à cause de la sensation de fraîcheur qu'il entraîne.

Soyez vigilant : on trouve dans les magasins de produits naturels des dentifrices d'excellente qualité pour l'amélioration de l'hygiène bucco-dentaire et qui ne contiennent pas de sorbitol.

Faites le bon choix !

## Le sucralose

### E955

Le sucralose est un édulcorant dont le pouvoir sucrant est 600 fois plus élevé à celui du sucre. Il a pour originalité d'être obtenu par synthèse à partir d'une manipulation chimique effectuée sur le saccharose.

Il s'agit d'une chloration : on remplace les trois groupements hydroxyles du saccharose par des atomes de chlore.

À ce titre, le sucralose est donc un composé chloré, tout comme… le DDT et bien d'autres pesticides !

Ce serait sans danger si la totalité du sucralose ingéré était excrétée par les voies naturelles, dans les selles et l'urine. Or, ce n'est pas le cas.

On estime que jusqu'à 27 % du sucralose consommé ne sont pas excrétés mais assimilés par le corps, son stockage se faisant dans la graisse des adipocytes.

Et c'est là que les choses se compliquent. En effet, si l'organisme possède des mécanismes physiologiques permettant d'éliminer de façon naturelle le chlore présent dans certains aliments sous forme ionique (par exemple, dans le sel de table, qui est du chlorure de sodium), il est impuissant à réaliser cette excrétion avec le chlore du sucralose lié de façon covalente avec le carbone.

D'où la suspicion légitime de toxicité envers le sucralose malgré plus de 110 études validant son innocuité toxicologique, raison pour laquelle le sucralose est autorisé aux États-Unis depuis 1998 et en Europe depuis 2004.

C'est toujours le même problème. Qui a commandité ces études ?

Cela tombe sous le sens : l'entreprise qui détient le brevet de fabrication de cet édulcorant. Et qui est-elle ? Je vous le donne en mille : celle-là même qui fabrique... l'aspartame ! On comprend la suspicion !

Certains évoquent des effets secondaires nocifs sur les reins et le foie. D'autres écrivent que la consommation régulière de sucralose entraîne une immunodépression préjudiciable, fragilisant l'organisme.

Sans preuves malheureusement. Mais je suis tenté d'écrire : dans le doute, mieux vaut éviter de consommer du sucralose.

On le trouve comme édulcorant de table que l'on peut également utiliser pour la cuisine sous la marque Splenda. Ce sont des sachets de poudre, le sucralose étant mélangé à un agent de charge, de la maltodextrine.

La maltodextrine sert à augmenter le volume de l'édulcorant, le produit fini ayant toute l'apparence du sucre en poudre normal, d'où le succès du Splenda qui est devenu le leader des édulcorants de table aux États-Unis.

Sa stabilité à la cuisson permet de l'utiliser dans la pâtisserie industrielle et la biscuiterie.

Sa DJA (dose journalière autorisée) est de 15 mg par kilo de poids et par jour.

Méfiance ! Ne serait-ce qu'à cause de sa provenance. Abstenez-vous.

## Le sucre inverti

On lit souvent « sucre inverti » dans la composition de certains produits : viennoiseries (croissants, pains au chocolat, pains aux raisins, brioches, chaussons aux pommes), mais aussi madeleines, pains d'épice…

De quoi s'agit-il réellement ? Bien que le sucre inverti n'ait pas de code identifiant, c'est bien un produit de substitution au sucre habituel.

Le sucre inverti est obtenu par hydrolyse du saccharose en faisant agir une enzyme nommée invertase, d'où son nom.

Le produit qui en résulte est un sucre sous forme liquide, tel un sirop, composé de fractions parfaitement équivalentes de fructose et de glucose. Et ce sucre inverti est très apprécié par les industriels de la boulangerie, de la pâtisserie et de la biscuiterie. En effet, il favorise le moelleux des préparations auxquelles il est incorporé à la place du sucre. Il améliore la texture.

Autre avantage (enfin… pour les fabricants), il a une action anti-oxydante qui allonge la durée de la conservation de ces produits.

Le principal fabricant de sucre inverti (à la marque Trimoline) ajoute également qu'il fixe les arômes et améliore la coloration des croûtes lors de la cuisson.

Si vous avez pour habitude d'acheter votre viennoiserie en grandes surfaces, à bas prix, dans de grands sachets contenant quantité de brioches ou de croissants longue conservation, vous savez maintenant ce qu'il en est.

Pour ma part, je préfère la boulangerie de mon quartier et ses croissants pur beurre qui ne se conservent pas quinze jours, certes, mais est-ce bien utile ?

Il est vrai qu'ils sont tellement délicieux qu'ils sont mangés… dans les minutes suivant leur achat.

Je dis : non aux croissants longue conservation (grâce au sucre inverti entre autres composants), oui aux croissants frais fabriqués pendant la nuit et qui parfument la boulangerie tôt le matin quand je m'y rends.

# La thaumatine

## E957

La thaumatine est l'édulcorant naturel qui a le pouvoir sucrant le plus élevé puisqu'à poids égal on estime qu'elle est 3 000 fois plus sucrée que le saccharose. C'est la raison pour laquelle elle entre dans la catégorie des édulcorants dits « intenses », bien que son origine soit naturelle, un arbre originaire de la forêt tropicale africaine, *Thaumatococcus danielli*, populairement appelé *katemfe*.

La thaumatine est originale par sa nature non glucidique, puisque c'est une protéine. En fait, on a isolé deux thaumatines différentes, nommées I et II, leur ensemble étant une macromolécule protéique constituée d'une chaîne de 207 acides aminés.

La thaumatine se trouve dans l'arille des graines du fruit du *katemfe*. Pour son utilisation dans l'industrie agroalimentaire, elle provient principalement de Côte d'Ivoire.

La FAO et l'OMS, au sein d'un comité d'experts des additifs alimentaires, ont reconnu l'innocuité toxicologique de la thaumatine et l'Union européenne a autorisé son usage. Elle apparaît sous la qualification d'arôme naturel dans la composition des produits auxquels elle est incorporée.

La thaumatine est un ingrédient apprécié, en particulier dans la fabrication des produits allégés en sucre et en matières grasses auxquels le marketing attribue la qualification de « basses calories ».

En effet, si la valeur calorique de cette protéine est identique à celle du sucre (4 calories au gramme), son pouvoir sucré est tellement élevé qu'il suffit d'en mettre une infime quantité dans une préparation pour lui donner un goût sucré. Par exemple 0,5 mg (milligramme) pour aromatiser 1 litre de boisson.

La thaumatine est souvent associée à d'autres édulcorants dans la formulation des produits, soit des polyols (mannitol, sorbitol, xylitol), soit des additifs chimiques (aspartame, acésulfame). Ceci à cause d'une autre propriété qu'est la sienne : on dit que c'est un « masqueur d'amertume ».

Elle entre alors dans la catégorie des exhausteurs de goût afin d'améliorer la qualité organoleptique des produits, masquant les saveurs indésirables.

On la retrouve dans les produits de pâtisserie industrielle, les biscuits, les snacks, les desserts, les crèmes glacées, la confiserie, les boissons… et même les plats cuisinés (!), sans oublier les produits diététiques à visée minceur.

Bien que ce soit un édulcorant d'origine naturelle, je ne peux que dire ma désapprobation quant à son usage : pourquoi « masquer » la saveur des produits avec un tel édulcorant sinon pour de mauvaises raisons ?

Je le dis haut et fort : non aux exhausteurs de goût !

## Le tréhalose

Je serai bref au sujet de cet édulcorant encore peu utilisé dans l'industrie agroalimentaire.

Le tréhalose est un glucide « diholoside » constitué de deux molécules de glucose reliées entre elles par une liaison *alpha*.

Son pouvoir sucrant est inférieur à celui du saccharose (50), mais les industriels de l'agroalimentaire l'utilisent pour deux propriétés qui sont les siennes.

D'une part, il diminue le point de congélation du produit surgelé auquel on l'incorpore, généralement les crèmes glacées dont il modifie la texture tout en leur donnant un goût sucré. D'autre part, il freine la dessiccation, d'où son emploi dans la fabrication de produits de boulangerie, pâtisserie et biscuiterie.

On en trouve à l'état naturel dans les champignons et dans l'hémolymphe de certains insectes, mais celui qui est utilisé industriellement est d'origine chimique, obtenu par synthèse.

Un édulcorant de plus ! Sans intérêt !

## Le xylitol

### E967

Le xylitol est un édulcorant naturel ainsi nommé car sa principale source naturelle est l'écorce de bouleau, or, le préfixe « xylo » signifie « bois » en grec. Compte tenu de sa provenance, on l'appelle aussi : « sucre de bouleau ».

C'est un polyol, proche du sorbitol et du mannitol, dont le pouvoir sucrant est de 0,7.

Sa consommation maximale recommandée est de 70 grammes par jour chez l'adulte, 35 grammes chez l'enfant.

De nos jours, le xylitol est de plus en plus utilisé pour l'édulcoration de nombreux produits de l'industrie agroalimentaire, en particulier les confiseries (bonbons et autres chewing-gums), le marketing des fabricants mettant en avant son action anticarie. C'est ainsi que les Finlandais en font la promotion : le « sucre anticarie ».

Pourquoi les Finlandais ? Car ce sont eux les principaux producteurs de xylitol NATUREL (cette précision est importante, nous y reviendrons), la Finlande étant couverte de forêts de bouleaux, arbres dont on extrait le xylitol.

Or, dans les années 1970, deux odontologues de l'université de Turku (Finlande), Kauko Mäkinen et Arje Scheinin, publièrent une étude montrant l'action bénéfique du xylitol dans l'hygiène bucco-dentaire pour plusieurs raisons. Cette étude montre que le xylitol :

régule le pH, diminuant le taux d'acidité du milieu buccal, et nous savons qu'un excès d'acidité attaque l'émail des dents, ce qui ouvre la porte au développement de caries ;

empêche les bactéries de la bouche de fermenter, cette fermentation accélérant les dégâts provoqués par les caries ;

prévient la formation de « plaque dentaire » générant des gingivites et autres parodontoses.

Suite à cette étude, les écoles finlandaises furent équipées de distributeurs de bonbons « anticarie », le xylitol remplaçant le sucre dans leur fabrication.

Les médias du monde entier véhiculèrent cette expérience finlandaise (des bonbons « anticarie » dans les écoles !) et peu à peu la « saga » du xylitol se répandit, ce polyol étant aujourd'hui promu dans les pays occidentaux comme étant le sucre du XXI$^{e}$ siècle. Il faut savoir raison garder. On peut avoir toute confiance dans le xylitol de bouleau, d'origine naturelle, ou celui extrait de l'écorce du hêtre, qui en contient également. Mais l'accroissement des besoins en xylitol a dévoyé la majeure partie de sa provenance.

Aujourd'hui la majorité du xylitol ne provient plus de Finlande (et du bouleau) mais de Chine, avec toutes les interrogations que l'on est en droit de se poser sur son origine tant l'opacité caractérise cette provenance chinoise.

D'innombrables sites marchands, sur Internet, proposent du xylitol à des prix tellement bas que cela devient suspect quant à la nature de ce xylitol chinois qui inonde le marché. De toute évidence, c'est du xylitol de synthèse.

Certes, c'est une poudre blanche (tel le sucre en poudre), certes, sa formule est bien $C_5H_{12}O_5$, mais comment est-il obtenu ?

On trouve dans la composition de certains produits diététiques vendus dans les magasins spécialisés la mention : « xylitol de bouleau ». Et on peut avoir confiance en ces produits, généralement des nutriments à visée minceur puisque l'apport calorique de 1 gramme de xylitol est de 2,4 contre 4 calories pour 1 gramme de sucre.

Mais dans la grande distribution, on trouve « xylitol E967 », sans autre précision.

La plupart des fabricants de confiseries et chewing-gums communiquant sur le « sans sucre » et l'haleine fraîche incorporent du xylitol dans leurs produits, en général avec les deux autres polyols majeurs (sorbitol et mannitol), la saveur du xylitol étant rafraîchissante.

Nombre de diabétiques remplacent le sucre par du xylitol pour édulcorer leur café ou leur thé sans que le goût en soit altéré.

Et comme pour le sorbitol et le mannitol, on retrouve le xylitol dans la formule de certains dentifrices rafraîchissant l'haleine, l'avantage étant supérieur dans le cas de ce polyol-là par rapport aux deux autres puisque l'action anticarie est mise en avant.

Et à l'instar des autres polyols, l'abus de xylitol provoque un inconfort digestif, des ballonnements, des fermentations intestinales, des putréfactions et de la diarrhée (car c'est également un laxatif osmotique).

Malheureusement, certains laboratoires mettent le xylitol *à toutes les sauces*. On trouve aujourd'hui des sprays au xylitol à utiliser en cas d'otite sous prétexte que le xylitol combattrait les germes comme il le fait en milieu buccal ! Et aussi des gouttes contre les mycoses : le xylitol inhiberait *candida albicans* !

Vous remarquerez que j'ai utilisé le conditionnel et terminé les phrases par des points d'exclamation. Tout cela n'est pas bien sérieux. Quand un produit devient à la mode, certains abusent vraiment de la crédulité des consommateurs.

# TROISIÈME PARTIE :
# alternatives naturelles

## Évolution

Il y a environ trois mille ans, sur les bords du fleuve Indus, des hommes eurent un jour l'idée d'extraire le jus sucré d'une herbe géante semblable à un roseau et ils baptisèrent cet aliment *sarkara*.

Ce terme sanskrit deviendra beaucoup plus tard le « sucre » en français, « sugar » en anglais, « azucar » en espagnol, « zucchero » en italien, « zucker » en allemand…

Sous la conduite de leur roi Darius, au VIe siècle avant J.-C., les Perses ramenèrent des plants de canne à sucre d'une expédition en Inde.

La culture de la canne à sucre se développa alors dans les plaines fertiles du Tibre et de l'Euphrate où Alexandre le Grand la découvrit à son tour ensuite.

Et pendant des siècles, aussi bien en Grèce qu'à Rome, le sucre devint une denrée rare, précieuse, coûteuse, réservée à un usage thérapeutique.

Eh oui ! Les médecins grecs conseillaient de boire de l'eau sucrée pour soulager l'estomac, les reins et les intestins. Le sucre était un remède majeur.

Les croisades furent l'occasion pour Venise d'établir son monopole sur le commerce du sucre dans toute l'Europe. Le sucre était alors exclusivement vendu (cher) par les apothicaires, telle une panacée, sous forme de cassonade, de sucre candi et de sucre d'orge, ce dernier devant être sucé lentement pour apaiser les rhumes ! Une expression de l'époque parle d'« un apothicaire sans sucre » pour évoquer un commerçant mal achalandé. Le sucre était bien un produit de luxe.

Les choses évoluèrent à la Renaissance, à l'époque « des grandes découvertes » : le navigateur portugais Pedro Mascarenhas accosta le premier dans les îles lointaines de l'océan Indien.

Puis les Européens se partagèrent ces territoires : les Français, La Réunion, baptisée île Bourbon en l'honneur de notre monarchie, et les Hollandais, l'île Maurice, en hommage à leur souverain Maurice de Nassau.

À la même époque, cette culture gagna l'Amérique centrale, le Brésil et les Antilles : Martinique, Guadeloupe, Cuba. Il est vrai que la demande allait croissante en Europe tant le sucre était à la mode.

Diderot écrira dans son *Encyclopédie* : « Le sucre est une substance douce en usage dans les officines pour la confection des sirops et la préparation de remèdes. »

Bien vite l'usage s'élargit aux « sucreries » : des échoppes de « maistre pâtissier » ouvrirent, proposant ce que l'on qualifiait alors de « douceurs ».

Et le médecin provençal Michel de Nostre-Dame (plus connu sous le nom de Nostradamus pour une tout autre raison, ses prophéties) écrivit un *Traité des confitures* qui eut un grand retentissement.

Quittant les pharmacies, le sucre entra dans les cuisines et devint « roi » sur les tables, à l'instar du sel, éléments fondamentaux propres à magnifier la dualité fondamentale du goût humain, le sucré et le salé. Un bouleversement dans l'approvisionnement de notre pays survint lorsque le blocus continental nous priva d'importation de sucre de canne.

Napoléon développa alors de façon intensive la culture de la betterave à sucre dans le nord de la France. Et peu à peu le sucre de betterave, beaucoup moins cher, prit le dessus, dans notre pays, sur le sucre de canne.

Si vous devez faire un choix, préférez sans hésiter le sucre de canne « non raffiné ». On en trouve d'excellents dans les magasins de produits naturels, issus du pur jus de canne à sucre, riche de ses composants bénéfiques, vitamines et sels minéraux.

Privilégiez le sucre garanti biologique, et mieux encore, celui qui offre une double garantie : biologique et issu du commerce équitable.

## Ni trop ni trop peu…

Le sucre est produit par les végétaux de façon naturelle. Toutes les plantes, sur notre terre, élaborent plus ou moins de sucre : les arbres, l'herbe…

Les deux végétaux qui en produisent le plus sont une graminée tropicale géante, sorte de bambou pouvant atteindre cinq mètres de haut, la canne à sucre, et la racine charnue d'une plante potagère, la betterave. Ce phénomène est la photosynthèse.

Il met en œuvre deux éléments : la lumière du soleil et la chlorophylle végétale. Chaque plante est en effet un véritable laboratoire : sous l'action de la lumière du soleil, la plante a la capacité de dissocier le gaz carbonique contenu dans l'atmosphère, ce qui libère l'oxygène et transforme le carbone en éléments nutritifs de la plante, permettant la croissance de celle-ci.

Le principal élément issu de ce processus naturel de photosynthèse est le saccharose, plus communément appelé sucre, associant une molécule de fructose et une molécule de glucose.

Cet élément appartient à la famille des glucides, encore appelés hydrates de carbone du fait de leur composition chimique (carbone, hydrogène et oxygène). À titre d'exemple, la formule du saccharose est $C_{12}H_{22}O_{11}$.

Parmi tous les sucres, on distingue :

– les sucres simples, dits sucres rapides à cause de la rapidité de leur absorption par l'organisme humain, comprenant :

• les monosaccharides :
  – glucose ;
  – fructose ;

• les disaccharides, dont le saccharose, qui se fragmente pendant la digestion en 1 molécule de glucose et 1 molécule de fructose ;

– les sucres composés, dits sucres lents à cause de leur absorption lente, encore appelés polysaccharides, dont le principal est l'amidon que l'on retrouve dans les céréales (riz, blé…), les pommes de terre…

Seuls les sucres simples sont assimilés directement et immédiatement par l'organisme, d'où leur surnom de « rapides ».

Les sucres composés, eux, avant leur assimilation, doivent être transformés en sucres simples dans le tube digestif. Cette fragmentation se fait dans la bouche (sous l'action de la ptyaline), puis dans l'estomac, et enfin dans l'intestin.

Les sucres simples, au terme de ce métabolisme, franchissent la muqueuse intestinale. Transportés par le sang jusqu'au foie, le glucose et le fructose se transforment alors en glycogène.

Le glycogène constitue la principale source d'énergie indispensable au fonctionnement des cellules d'une part, à l'activité du corps d'autre part, en particulier aux muscles dont la mobilisation exige de l'énergie, mais aussi au cerveau, gros consommateur de sucre.

Si nous manquons de sucre, notre organisme a la capacité de tirer l'énergie dont il a besoin dans la combustion des graisses mises en réserve dans les cellules où elles sont stockées, les adipocytes.

C'est pourquoi les personnes qui veulent maigrir se privent de sucre afin que l'organisme puise dans les réserves de graisses la source de son énergie cellulaire et fonctionnelle. Mais attention, les régimes amincissants qui préconisent la réduction drastique de la consommation de glucides, voire pour certains, la suppression totale, font une erreur.

En effet, le manque de sucre a des inconvénients majeurs :

- perte de tonus musculaire ;
- intense fatigue physique ;
- manque de résistance ;

• inaptitude à l'effort ;
• fléchissement des capacités cognitives (mémoire, attention…) ;
• dépression.

Ni trop de sucre ni trop peu. Tout est une question de dosage. Mais notre organisme ne peut absolument pas s'en passer. Au lieu de consommer des édulcorants, dont nous venons de voir les effets nocifs précédemment, mieux vaut consommer du *vrai* sucre.

## L'index glycémique des aliments

Avant d'évoquer trois sucres de substitution naturels, il me semble important de préciser ce que l'on nomme « index glycémique » d'un aliment, c'est-à-dire son pouvoir sucrant réel, afin d'en tenir compte si vous suivez un régime.

On distingue cinq groupes d'aliments quant à ce pouvoir sucrant réel :

- aliment à index glycémique très élevé :
  – le glucose ;
- aliments à index glycémique élevé :
  – le sucre (de canne, de betterave) ;
  – le miel ;
  – les confiseries ;
  – les confitures ;
  – les sirops de fruits ;
- aliments à index glycémique moyen :
  – le pain ;
  – les céréales (grains, flocons, farines) ;
  – les pâtes ;
  – les pommes de terre ;
  – les féculents (haricots, lentilles, pois chiches...) ;
- aliments à index glycémique faible :
  – les fruits ;

  - les légumes ;

- aliments à index glycémique très faible :
  - la viande ;
  - le poisson.

De plus, il faut noter que l'index glycémique (donc le réel pouvoir sucrant d'un aliment) varie selon plusieurs circonstances :

› Si l'aliment est pris seul, entre les repas, lors d'une collation dont il constitue l'unique élément, son index glycémique reste intact.

› S'il est mélangé à d'autres aliments, au cours d'un repas, cela diminue légèrement son index glycémique.

› S'il est consommé cru, son index glycémique reste intact.

› S'il est consommé cuit, son index glycémique est moindre.

## La stévia

### ▪ Victoire !

Avec quarante ans de retard sur le Japon qui l'autorisa dès 1970, la France a ENFIN « libéré » la stévia par un arrêté gouvernemental du 26 août 2009 autorisant l'emploi du *rébaudioside A* extrait de *Stevia rebaudiana* comme édulcorant.

Que de combats furent menés et que de pétitions furent signées pour obtenir ENFIN cet agrément gouvernemental en France ! Cet arrêté est ainsi libellé :

« La ministre de la Santé et des Sports, le ministre de l'Alimentation, de l'agriculture et de la Pêche, le ministre auprès de la ministre de l'Économie, de l'Industrie et de l'Emploi, chargé de l'industrie, et le secrétaire d'État chargé du commerce, de l'artisanat, des petites et moyennes entreprises, du tourisme, des services et de la consommation ;

Vu le règlement (CE) n° 1333/2008 du Parlement européen et du Conseil du 16 décembre 2008 sur les additifs alimentaires ;

Vu la directive 89/107/CEE du Conseil du 21 décembre 1988 modifiée relative au rapprochement des législations des États membres concernant les additifs pouvant être employés dans les denrées destinées à l'alimentation humaine, notamment son article 5 ;

Vu le décret n° 89-674 du 18 septembre 1989 modifié relatif aux additifs pouvant être employés dans les denrées destinées à l'alimentation humaine ;

Vu l'avis de l'Agence française de sécurité sanitaire des aliments du 19 juin 2009,

Arrêtent : Le *rébaudioside A* extrait de *Stevia rebaudiana* peut être employé en tant qu'additif alimentaire (édulcorant).

Le *rébaudioside A* doit être pur à 97 %. C'est une poudre blanche avec une odeur caractéristique, ayant une saveur sucrée. Son pouvoir sucrant est environ 300 fois supérieur à celui du saccharose. »

Il a fallu attendre plusieurs mois pour que cet arrêté ministériel entre en application, sa publication au *Journal officiel* datant du 15 janvier 2010.

À lire entre les lignes de l'arrêté ministériel, on se rend compte que ce n'est pas la stévia proprement dite qui est autorisée, je veux dire les feuilles de stévia qui ont un pouvoir sucrant naturel, mais le composant majeur de ses feuilles, c'est-à-dire la molécule *rébaudioside A* obtenue par extraction. Mais ne gâchons pas notre plaisir. Ouf, voilà désormais un authentique concurrent naturel aux édulcorants de synthèse, aspartame, acésulfame K, saccharine et autres produits chimiques mis en cause pour leur toxicité. Mais qu'est-ce que la stévia ?

## ▪ Origine

La stévia (*Stevia rebaudiana*, de la famille des Astéracées) est originaire de la région de l'actuel Paraguay peuplée par les Indiens Guaranis. C'est un arbuste qui pousse à l'état sauvage dans les prairies recouvrant les vallées et, plus en altitude, sur les plateaux du massif montagneux qui couvre cet espace au climat tropical, au nord-est du Paraguay, les monts Amambay. Pour alimenter le marché mondial des édulcorants en quête de stévia (rappel : si la stévia vient tout juste d'être autorisée en France, elle l'est depuis bien longtemps dans d'autres pays), la culture de la stévia s'est dans un premier temps étendue à toute l'Amérique du Sud (principalement au Brésil) et au nord jusqu'au Mexique et à l'ensemble de l'Amérique centrale.

Dans un second temps, la stévia a émigré en Asie, et on la cultive aujourd'hui en Chine, au Japon, en Corée, en Malaisie et en Thaïlande (le premier pays producteur mondial actuel est la Chine). Nous sommes là bien loin des origines, le territoire des Guaranis !

## ▪ Étymologie

Les ethnobotanistes font remonter l'utilisation de la stévia à deux mille ans dans les pratiques culinaires indiennes des régions où elle pousse à l'état sauvage. Pour une bonne raison : sucrer les aliments, les feuilles séchées de l'arbuste étaient tout simplement broyées pour en faire une épice sucrée capable d'adoucir la saveur de certaines préparations culinaires. Et aussi pour neutraliser l'amertume du maté, leur boisson reine.

« Caà-êhê » : c'est ainsi que les Guaranis nomment la stévia, mot qui signifie littéralement « l'herbe sucrée ». Point besoin de commentaires.

### ▪ Culture

La stévia est donc un arbuste d'une cinquantaine de centimètres de haut, pouvant atteindre jusqu'à un mètre dans certaines conditions propices. Ce sont les feuilles que l'on récolte pour leur pouvoir sucrant, feuilles opposées poussant sur les tiges ligneuses de la plante. Ces feuilles se récoltent à la fin de l'été, époque où la concentration en molécules sucrantes (*rébaudioside A*) est maximum.

La stévia prospère au soleil mais craint la sécheresse, car ses racines poussent non pas en profondeur mais près de la surface du sol. Elle se reproduit par germination, mais le pouvoir germinatif de ses graines est faible. Environ 25 % seulement des graines qui sont semées germent. Ainsi, on pratique aujourd'hui le bouturage mais il y a un problème : il faut environ 80 000 plants de stévia pour couvrir un hectare, ce qui nécessite une abondante main-d'œuvre pour mettre en terre les boutures.

On comprend que la Chine soit devenue le principal pays producteur, ses ouvriers agricoles étant très peu payés. Une fois récoltées, on fait sécher les feuilles de stévia avant de les réduire en poudre pour en extraire ensuite le *rébaudioside A* édulcorant.

### ▪ Faisons un rêve…

Pour sucrer une boisson comme le café, une feuille de stévia suffit, elle a approximativement le pouvoir sucrant d'un sucre (une feuille/un sucre).

Alors faisons un rêve – bien que ce ne soit absolument pas d'actualité : imaginons, demain, que nous puissions trouver des plants de stévia dans les jardineries de notre pays…

Pour les personnes qui ont un jardin, pas de problème, il leur suffira de mettre en terre ces boutures qui donneront chacune un arbuste. En appartement, on peut aussi cultiver la stévia, sur son balcon, en mettant les boutures en pot. Il suffit d'arroser régulièrement pour obtenir une belle récolte de feuilles. Imaginons le plaisir que nous aurions de remplacer le sucre sur notre table familiale par les feuilles de notre propre récolte de stévia !

Mais que contiennent ces feuilles au juste ?

## ▪ Composition

Les feuilles de stévia contiennent quatre glycosides au pouvoir sucrant qui représentent de 5 à 20 % de leur poids sec selon les conditions de culture :

- *stévioside* ;
- *rébaudioside A* ;
- *rébaudioside E* ;
- *ducloside A*.

C'est le *rébaudioside A* qui a le pouvoir sucrant le plus élevé, 300 fois plus que le saccharose de référence. C'est pourquoi on ne prend en compte que cet élément-là comme édulcorant.

Rappel : l'arrêté du 26 août 2009 qui l'autorise précise que l'édulcorant à base de stévia doit contenir 97 % de *rébaudioside A*. Cet édulcorant se présente sous la forme d'une poudre blanche ayant une saveur sucrée.

## ▪ Une longue histoire

Le « père » de la stévia, il y a plus de cent ans, est un botaniste d'origine italienne nommé Moisés Santiago Bertoni qui parcourut le Paraguay à la recherche de plantes rares non encore recensées et écrivit en 1905 dans le *Bulletin de l'Académie d'agriculture d'Asunción* :

« Quand on observe cette plante, on ne retient rien de particulier, mais lorsqu'on place ne serait-ce qu'un petit morceau de feuille dans sa bouche, on est impressionné par son goût sucré qui persiste plus d'une heure. »

Il entreprit des études sur la stévia et publia en 1918 dans les Anales cientificos paraguayos ce qui fut l'acte de naissance de la plante en tant qu'édulcorant : « La Stevia Rebaudiana, nueva substancia edulcorante. »

Ce fut alors un réel engouement pour cette plante capable de se substituer au seul édulcorant existant à cette époque, la saccharine d'origine chimique, elle, alors que la stévia est naturelle.

Pour l'anecdote, pendant la Seconde Guerre mondiale, le directeur du jardin botanique londonien suggéra de cultiver la stévia en Angleterre à une grande échelle, sous serre, pour s'émanciper des importations de canne à sucre devenues difficiles à cause de la guerre. Cela rejoint l'initiative prise en son temps par Napoléon qui développa dans le nord de la France la culture de la betterave sucrière pour s'affranchir des importations de sucre de canne qu'interdisait le blocus continental.

C'est le Japon, dépendant à cent pour cent de ses importations de sucre, qui fut le propagandiste majeur de la stévia, l'autorisant dès 1970 pour des raisons sanitaires. Les Japonais reconnurent la stévia pour son innocuité toxicologique à l'inverse des édulcorants de synthèse qu'ils ne voulaient pas voir commercialisés sur leur territoire. Et ce sont eux qui entreprirent de développer la culture de la stévia en se rendant sur place, au Paraguay, avant d'introduire cette culture sur leur propre sol où elle se développa dans les années 1980 sous l'impulsion de leur ministère de l'Agriculture.

Va-t-on connaître une même initiative, en France, dès lors que la stévia vient enfin d'être autorisée ? J'en doute fort à cause du puissant lobby sucrier arc-bouté sur la production de betterave.

### ▪ Le combat pour la reconnaissance

Le chemin fut long pour que la stévia soit ENFIN reconnue comme un édulcorant, les embûches ne manquant pas, à l'initiative des deux puissants groupes de pression ayant un intérêt à faire prolonger son interdiction, celui des sucriers et celui des fabricants d'édulcorants de synthèse.

C'est le Japon qui mena ce combat pour la reconnaissance de la stévia dès 1970 lorsqu'il prit une double décision : l'interdiction des édulcorants artificiels et leur substitution par cet édulcorant naturel, avec pour corollaire le développement de la culture de stévia au Paraguay, puis en Asie.

La FDA (*Food and Drug Administration*) américaine ne voulait rien savoir, sous prétexte que la stévia rendait stériles les rats selon une étude n'ayant pourtant pas plus de valeur que toutes celles effectuées selon des protocoles reposant sur le gavage d'animaux de laboratoire avec des doses absurdes.

L'OMS rendit un avis contradictoire en 2006, disant que les molécules actives de la stévia n'avaient aucun effet négatif sur la reproduction humaine.

La campagne pour la reconnaissance de la stévia menée par les producteurs japonais s'intensifia alors, mais peut-être n'aurait-elle pas abouti si deux géants américains n'avaient pas décidé de changer leur fusil d'épaule.

### ▪ Coca-Cola et PepsiCo !!!

En mai 1998, la FDA, de guerre lasse, finit par autoriser la stévia comme édulcorant aux États-Unis, sous la pression de Coca-Cola et de PepsiCo qui décidèrent de l'adopter, sentant le vent tourner au sujet des édulcorants : moins de chimie, plus de nature.

C'est ainsi que Coca-Cola déposa la marque Truvia et PepsiCo la marque PureVia, deux édulcorants de table à base de *rébaudioside A* (extrait de stévia) mélangé avec d'autres ingrédients d'origine naturelle, l'érythritol (polyol) pour le premier, l'inuline (extraite de chicorée) pour le second. Et nul doute que Coca-Cola et PepsiCo vont nous sortir prochainement des boissons sucrées avec de la stévia afin de surfer sur la vague des produits naturels.

Comme souvent à la remorque des États-Unis, la France prit la décision de « libérer » la stévia quinze mois plus tard.

Si c'est pour avaliser la consommation massive de sodas par les enfants et les adolescents, cela ne fera pas beaucoup progresser les choses. Si c'est pour remplacer progressivement l'aspartame dans l'industrie agroalimentaire, par contre, ce sera un progrès majeur, décisif, mais nous sommes loin d'en être là, très loin. On peut toujours rêver…

### ▪ Sylvia

On trouve depuis janvier 2010 dans les magasins de diététique français à la marque Sylvia un édulcorant de table NATUREL à base de *rébaudioside A* extrait de *Stevia rebaudiana.*

Cet édulcorant Sylvia est conforme à l'arrêté ministériel du 26 août 2009 publié au *Journal officiel* du 15 janvier 2010, c'est-à-dire que le *rébaudioside A* qu'il contient est pur à 97 %.

Il se présente en comprimés destinés à édulcorer café, thé, infusions… Chaque comprimé contient 8 mg de *rébaudioside A*, ce qui est largement suffisant pour sucrer une boisson, son pouvoir sucrant – il faut le rappeler – étant 300 fois supérieur à celui du saccharose.

Présenté en boîtes à gâchette *one by one* (délivrant un seul comprimé par pression), il est certain que l'édulcorant de table Sylvia est appelé à remplacer les sucrettes de saccharine, acésulfame K et aspartame.

À découvrir sans faute…

## L'inuline

Depuis quelques années, dans la composition de certains desserts lactés et produits diététiques, on voit apparaître un élément nouveau nommé inuline. Ce composant est utilisé comme substitut du sucre, mais aussi comme agent structurant des produits auxquels il est incorporé, avec une valeur ajoutée notable, étant un « prébiotique » actif appartenant à la famille de ce que l'on nomme les FOS (fructo-oligo-saccharine).

Voilà un édulcorant original qui méritait un chapitre dans cet ouvrage. L'inuline fait partie de la classe des fibres alimentaires appelée « fructanes ». Les fructanes sont des polymères du fructose, macromolécules dont la chaîne linéaire de fructose comporte un glucose terminal. On trouve de l'inuline en quantité dans les racines de la chicorée et celles de plusieurs végétaux de la famille des Astéracées, dont le topinambour et la bardane, mais aussi, en moindre quantité cependant, dans l'ail et l'oignon.

Pour son usage dans l'industrie agroalimentaire et la fabrication de produits diététiques à fonction prébiotique, l'inuline a une provenance unique, les racines de chicorée qui peuvent en contenir jusqu'à 20 % de leur masse.

Cette inuline est extraite des racines d'une façon naturelle qui s'apparente au procédé d'extraction de la betterave sucrière.

L'inuline ainsi obtenue a des propriétés nutritionnelles et fonctionnelles qui résultent de sa capacité, dans le tube digestif, étant hydratée, à former un gel épais et onctueux, d'où son intérêt comme agent structurant, épaississant.

Cela permet de réduire la quantité de sucre incorporé aux produits (voire de supprimer celui-ci), mais aussi de graisses : l'avantage est double.

Mais ce n'est pas tout. L'inuline n'est pas un édulcorant comme les autres car elle a des fonctions prébiotiques – et je vais expliquer cette notion encore étrangère au grand public –, à l'inverse des « probiotiques » mieux connus.

Le gel que forme l'inuline dans l'estomac est de nature fibreuse. Or, les fibres – nous le savons – ne sont pas assimilées pendant leur transit dans le tube digestif. On les retrouve intactes dans le côlon.

Quand il émerge dans le côlon, le gel d'inuline constitue alors un substrat nourricier pour la flore intestinale, principalement les bifidobactéries si précieuses à la santé. Les bifidobactéries, qui sont, elles, des probiotiques (définition : éléments bénéfiques à la vie) se nourrissent de ce gel d'inuline.

Voilà pourquoi on caractérise cet apport de « pré » biotique : ce sont les cofacteurs nourriciers des probiotiques comme les bifidobactéries, dont la quantité peut s'accroître jusqu'à 50 % en présence d'inuline. Ainsi, la réglementation actuelle permet aux fabricants des produits contenant de tels prébiotiques d'afficher l'allégation suivante : « Produit contribuant au maintien d'une flore intestinale équilibrée. »

On retrouve en conséquence de l'inuline dans certains yaourts, mais aussi dans nombre de préparations lactées, l'inuline ayant une autre fonction : elle potentialise l'absorption du calcium par la muqueuse intestinale.

Cela est particulièrement indiqué aux enfants en période de croissance et aux femmes postménopausées, en prévention de l'ostéoporose.

Ce n'est pas tout. L'onctueux gel d'inuline qui se forme dans l'estomac accélère le transit intestinal, propriété utile aux personnes ayant une constipation fonctionnelle chronique.

Des études cliniques sont en cours, mesurant les fonctions hypolipidémiantes de l'inuline : la consommation de produits enrichis en inuline réduirait de façon significative les taux de *mauvais* cholestérol LDL et de triglycérides.

D'autres études sont en train d'évaluer l'intérêt de l'inuline dans le protocole diététique des diabétiques.

Enfin, il y a un intérêt à incorporer de l'inuline, à la place du sucre, dans les produits diététiques à visée minceur.

Incontestablement, l'inuline permet de contrôler l'appétit en réduisant la faim : l'épais gel d'inuline qui se forme dans l'estomac a un évident pouvoir de réplétion. Un message est alors envoyé au cerveau lui disant qu'il est inutile de continuer à manger, le ventre étant plein. C'est en cela que l'on peut dire que l'inuline a une fonction « coupe-faim ».

Vous le voyez, ce n'est pas un édulcorant comme les autres. L'inuline n'a pas des effets secondaires nocifs mais… bénéfiques.

Quand vous lirez désormais « Inuline » dans la composition d'un produit, vous saurez qu'il n'y a pas de danger pour votre santé, surtout si vous êtes constipé, si vous voulez maigrir, si vous avez du cholestérol ou du diabète. Ce n'est pas rien.

## Le fructose

Le fructose est le sucre présent à l'état naturel dans les fruits, d'où son nom. On en trouve dans les magasins de diététique. Les sociétés qui le commercialisent orientent leur communication vers une double indication thérapeutique : l'amincissement et le régime alimentaire des diabétiques.

Mise à part sa présentation identique à celle du sucre (en poudre ou en morceaux), le fructose se substitue à lui dans nombre de produits dits de « régime », par exemple les biscuits et les confitures.

Sa valeur calorique et son pouvoir sucrant étant sensiblement les mêmes que ceux du saccharose, son principal atout est l'image santé qu'il véhicule à cause de sa provenance naturelle (les fruits).

En vérité, le fructose que l'on trouve dans les magasins et celui qui est incorporé aux produits diététiques ne sont pas industriellement dérivés des fruits mais… de l'amidon des céréales fragmenté par hydrolyse en glucose et fructose que l'on sépare ensuite. Avec toujours la même préoccupation à ce sujet : le fructose produit aux États-Unis est obtenu à partir du maïs dont on ne sait rien quant à sa culture, mais nous avons de bonnes raisons de penser qu'elle est contre-nature.

Et puisque j'évoque les États-Unis, dans ce pays, le fructose est souvent incorporé aux produits sous une forme évoquant sa provenance, le sirop de maïs à haute teneur en fructose (HFCS : *high fructose corn syrup*). L'industrie agroalimentaire américaine abuse de ce HFCS qui n'a rien de diététique.

L'image santé du fructose provient du fait qu'il ne surcharge pas le pancréas, les diabétiques le tolèrent donc mieux que le saccharose.

La régulation de la glycémie qu'il induit évite les pics d'hypoglycémie ou d'hyperglycémie, autre atout majeur.

Par contre, le fructose peut avoir un effet nocif pour les personnes voulant maigrir qui se donnent bonne conscience en se fondant sur sa réputation de « sucre diététique » (je mets les guillemets à dessein) pour en consommer de façon excessive dans le cadre de leur programme alimentaire amincissant.

Et cette surconsommation de fructose a les mêmes conséquences, dans ce cas, que celle de saccharose : elle entraîne un excès pondéral car le fructose, comme le sucre ordinaire, doit être consommé avec modération.

## Le miel

Pendant plusieurs millénaires, le miel fut la principale source de sucre pour l'homme. Puis la culture de la canne à sucre se répandit dans le monde, à partir du voyage d'Alexandre le Grand sur les bords du golfe du Bengale. Étonné, il dira : « C'est un roseau qui donne du miel sans le concours des abeilles. »

Plus tard encore, au XVIII$^{e}$ siècle, le développement de la culture de la betterave sucrière, en Europe, permettra la production en grande quantité d'un sucre bon marché. Et la consommation du miel tombera en désuétude.

Le miel étant un sucre simple immédiatement assimilable par l'organisme, sa valeur nutritive et diététique est supérieure à celle des sucres ordinaires.

Le miel est produit par les abeilles de la façon suivante : les ouvrières quittent la ruche pour butiner le nectar des fleurs avec leur trompe (organe buccal). Elles remplissent leur jabot, puis ramènent ce nectar à la ruche et le régurgitent après l'avoir enrichi de sécrétions digestives riches en diastases. La transformation du nectar en miel s'achève au terme de la maturation qui s'opère lorsqu'il est entreposé par les abeilles dans les cellules des rayons prévus à cet effet dans la ruche, cellules qui sont ensuite operculées avec de la cire pour la bonne conservation de leur contenu.

Les apiculteurs récoltent une partie des cadres de la ruche contenant les rayons pleins de miel, le reste étant laissé aux abeilles pour qu'elles puissent satisfaire leurs besoins propres.

Il y a autant de miels que de nectars. Leur couleur, leur odeur, leur consistance, leur saveur et leurs propriétés dépendent des plantes dont le nectar est issu. En voici un aperçu pour les miels les plus communs :

- miel d'acacia : sucrage des biberons, diabète non-insulinodépendant ;
- miel d'aubépine : affections cardio-vasculaires, insomnie, nervosité ;
- miel de bruyère : cystite urinaire, inflammation de la prostate ;
- miel de châtaignier : troubles circulatoires, fatigue, anémie, asthénie ;
- miel de colza : miel de table, fabrication du pain d'épice, de l'hydromel ;
- miel d'eucalyptus : bronchite, toux, grippe, cystite, colibacillose, fièvre ;
- miel de framboisier : maux de gorge, maladies des gencives ;

- miel de lavande : migraines, insomnies, affections respiratoires ;
- miel de marjolaine : nervosité, insomnie ;
- miel de pissenlit : insuffisance hépatique ;
- miel de romarin : fatigue, mauvaise digestion, insuffisance hépatique ;
- miel de ronce : toux, maux de gorge ;
- miel de sainfoin : miel de table ;
- miel de sapin : bronchites, grippe, toux, sinusite, angine ;
- miel de sarriette : asthénie, fatigue sexuelle ;
- miel de sauge : troubles circulatoires, anémie ;
- miel de serpolet : fatigue, toux, ulcère d'estomac ;
- miel de thym : bronchite, maladies infectieuses, grippe, toux, ulcère ;
- miel de tilleul : insomnie (pour sucrer l'infusion du soir) ;
- miel de trèfle : miel de table.

## La manne

Autrefois, on trouvait dans les herboristeries un sucre de substitution à nul autre semblable, pour son aspect et ses indications : la manne.

Ce substitut de sucre, aujourd'hui tombé aux oubliettes, était conseillé aux mamans pour sucrer le biberon de leur bébé au terme de l'allaitement maternel, le sevrage entraînant souvent un ralentissement du transit. La maman sucrait le biberon avec un soupçon de manne, et tout rentrait dans l'ordre.

Que voilà un sucre original ! Mais qu'est-ce que la manne au juste ?

En 1751, dans sa célèbre *Encyclopédie ou dictionnaire raisonné des sciences, des arts et des métiers*, Diderot écrit : « La manne est un suc concret, blanc, tenant beaucoup par la nature du sucre et du miel, fondant dans la bouche. Elle est obtenue par incision, à la manière des gommes, du tronc des frênes qui croissent en abondance dans la Calabre, en Sicile et dans la Pouille, près du mont Saint-Ange, le Garganus des anciens. On fait grand usage en médecine des larmes de manne qui ressemblent à des stalactites. La manne convient à tout âge, à tout sexe, à toutes constitutions. »

Dans le Codex *medicamentarius, sive pharmacopoea gallica* de 1818, la manne est ainsi citée : « In Sicilia et in Calabria ex ejus cortice intacto aut inciso fluit manna, succus aperto exlo protinus concrescens, aqua solubilis, cujus conditio in officinis duplex : Manna lacrymata. » Ces deux références (l'*Encyclopédie* de Diderot, le Codex) prouvent l'ancienne universalité de l'usage de la manne, un sucre vraiment original.

On observe que nombre d'arbres, dans la nature, ont une particularité remarquable : quand on incise leur écorce, un suc s'écoule alors, qui épaissit à l'air libre et finit par se solidifier. Ces concrétions, nommées exsudats, sont également appelées larmes, ou gommes, ou résines. On les appelle « larmes » pour une raison simple : l'exsudation s'apparente aux pleurs de l'arbre et les exsudats qui en résultent à des larmes.

Autrefois, les exsudats d'arbres étaient largement utilisés par la médecine et figuraient dans la pharmacopée, quelles que soient les formes galéniques sous lesquelles les apothicaires ou les herboristes les vendaient.

Les plus célèbres de ces exsudats sont : la résine du pin avec laquelle on fabrique l'essence de térébenthine, la gomme arabique provenant d'une variété d'acacia d'Afrique-Occidentale, la myrrhe, résine aromatique qui exsude du balsamier, le benjoin, le baume du Pérou, le baume de Tolu, le baume du Canada, l'encens... et la manne.

La manne est le suc concret, qui épaissit à l'air, s'écoulant après incision de l'écorce d'un arbre, *Fraxinus ornus*, de la famille des Oléacées, qui pousse sur les rives de la Méditerranée, en Italie du Sud, en Sicile et en Grèce.

Avec l'engouement des apothicaires et herboristes pour la manne, la production sauvage ne suffit pas et on cultiva de larges étendues de *Fraxinus ornus* dans ces régions.

Les incisions de l'arbre sont faites l'été, au plus fort de la chaleur. On incise un seul côté du tronc, et un liquide blanchâtre coule, qui se solidifie en masse au bout de 24 heures. On recueille l'exsudat soit sur des tuiles, soit sur des planchettes de bois, soit encore sur de la paille ou même des feuilles de figuier. Chaque arbre donne en moyenne 500 grammes de manne par an.

La manne en larmes se présente sous forme de stalactites de quelques centimètres de long. Les morceaux sont aplatis, un peu cintrés. La manne est de couleur blanche. Au contact de l'air, elle brunit légèrement. La manne a une odeur de miel, une saveur agréable, et chose curieuse, cette saveur

de la Gaspésie.La production de sirop d'érable se déroule en deux étapes. C'est au printemps que les acériculteurs récoltent la sève brute montant sous l'écorce de l'érable à sucre (*Acer saccharum*), plus généralement nommée « eau d'érable », qui précède la montée de la sève élaborée survenant ensuite.

Les conditions météorologiques nécessaires à une bonne montée de l'eau d'érable sont particulières : l'idéal est un gel prolongé et une importante accumulation de neige dans la forêt pendant l'hiver, puis, fin mars ou début avril, un dégel dans la journée et à nouveau le gel pendant la nuit… Cette période de production ne dure que quelques jours, trois semaines tout au plus et souvent beaucoup moins. Après, la sève est trop chargée en nutriments pour l'arbre et elle devient amère.

Cette récolte de l'eau d'érable se faisait de façon traditionnelle dans des récipients de terre cuite ou d'écorce de bouleau, après avoir entaillé l'écorce de l'arbre. Aujourd'hui, les érablières ont été équipées de tubulures qui amènent l'eau d'érable directement jusqu'à la « cabane à sucre ».

L'eau d'érable ne contient au maximum que 3 % de sucre. Il faut donc faire évaporer l'eau pour obtenir le sirop final qui en contient, lui, environ 68 %.

C'est la seconde étape, qui se pratiquait autrefois en plein air dans des marmites en fonte placées sur des feux de bois, procédé bien évidemment modernisé de nos jours. Il faut entre 35 et 40 litres d'eau d'érable pour obtenir 1 litre de sirop.

Le sirop d'érable est classé par teinte : AA (extra clair), A (clair), B (moyen), C (ambré) et D (foncé). Plus il est clair, plus sa saveur est raffinée.

Où peut-on s'en procurer en France ? Dans les épiceries fines (ou les rayons « épicerie fine » des grands magasins) et les boutiques de produits naturels.

À mettre en tête de votre prochaine liste de courses : sirop d'érable.

# Bibliographie

GOUGET (Corinne), *Additifs alimentaires : DANGER*, Éd. Chariot d'Or, nouvelle édition, 2010.

BARBIER DU VIMONT (Hélène), *Additifs alimentaires, ce que cachent les étiquettes*, Éd. Trédaniel, 2008.

CHEVALLIER (Laurent), *Impostures et vérités sur les aliments*, Éd. Fayard, 2007.

DENIL (Maria) et LANNOYE (Paul), *Guide des additifs alimentaires*, Éd. Frison-Roche, 2004.

GRIMM (Hans-Ulrich), *Le Mensonge alimentaire*, Éd. Trédaniel, 2006.

HANSSEN (Maurice), *E comme additifs*, Éd. Flammarion, 1988.

HOUDRET (Jean-Claude), *Les Additifs alimentaires, un mal nécessaire ?*, Éd. Médicis, 2005.

PREDALI (Dominique), *Les Dessous de l'agroalimentaire, votre caddie en otage*, Éd. du Dauphin, 2001.

ROIG (Antoine), *Guide des additifs et polluants alimentaires*, Éd. du Rocher, 1988.

SIMON (Sylvie), *Aspartame, sucre ou poison ?*, Éd. Trédaniel, 2008.

SIMON (Sylvie), *Information ou désinformation ?*, Éd. Trédaniel, 2004.

WART (Charles), *L'Envers des étiquettes*, Éd. Amyris, 2005.

**En anglais**

BLAYLOCK (Russell), *Excitotoxins: The Taste That Kills*, Health Press, 1997.

ROBERTS (H.J.), *Aspartame Disease: An Ignored Epidemic*, Sunshine Sentinel Press, 2001.

STATHAM (Bill), *Eat Safe: The True About Food Additives*, The Perseus Books Group, 2008.

**Sites Internet**

www.santeendanger.net (site de Corinne Gouget)
www.afssa.fr
www.amisdelaterre.org
www.biogassendi.ifrance.com
www.doctissimo.fr
www.fda.gov
www.greenpeace.org/france
www.iarc.fr
www.lanutrition.fr
www.medecines-douces.com/impatient
www.natureetprogres.org
www.vidal.fr
www.who.int/fr

## Concernant l'aspartame

### En anglais

www.dorway.com (site mondial de référence)
www.mpwhi.com
www.tanyaannecrosby.com
www.wnho.net

### En français

www.conspiration.cc/sante/aspartame
www.danger-sante.org
www.unelouvecombat.canalblog.com

## Dans la même collection

Corinne Gouget

**Additifs alimentaires**

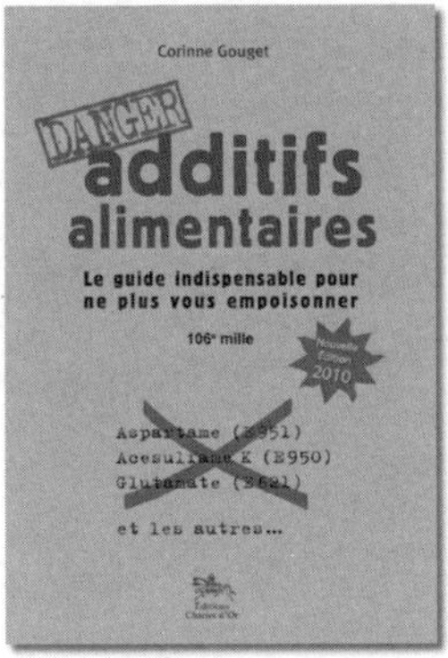


ISBN : 978-2-911-806-69-8
Format : 10 x 16 cm

Après plus de 15 ans d'expérience dans le domaine de la toxicité des additifs alimentaires, dont 2 ans passés à comparer de nombreuses études internationales sur le sujet, Corinne Gouget est heureuse de vous donner enfin la possibilité de **savoir ce que vous mangez.**

**Bonne santé à tous !**

## Dans la même collection

Nathalie & Jean-Marie DELECROIX

**Les 8 cures de revitalisation pour désintoxiquer le corps**

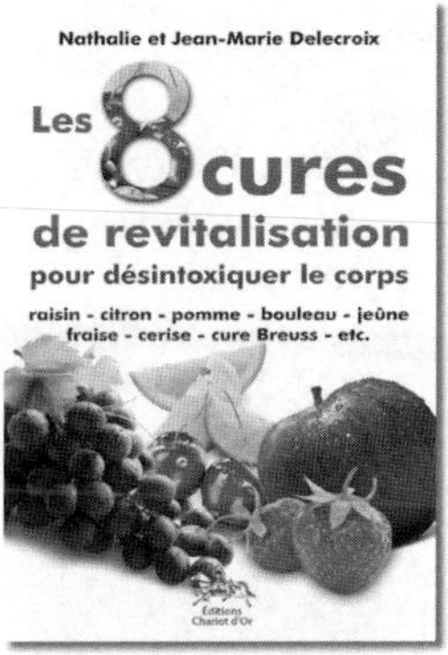


ISBN : 978-2-911-806-96-4
Format : 10 x 16 cm

Notre corps a bien besoin d'être revitalisé car nous sommes « toujours » fatigués et stressés, parfois même en ne faisant rien…

Avec les fruits et légumes crus, l'organisme puise selon ses carences, des ingrédients qui agissent en synergie et évacuent l'inutile.

Ce livre présente toutes les vertus, modes opératoires, reprises alimentaires, périodes adéquates, de ces cures aux bienfaits éclatants…

# Dans la même collection

Nathalie & Jean-Marie DELECROIX

**Les Huiles essentielles pour toute la famille**

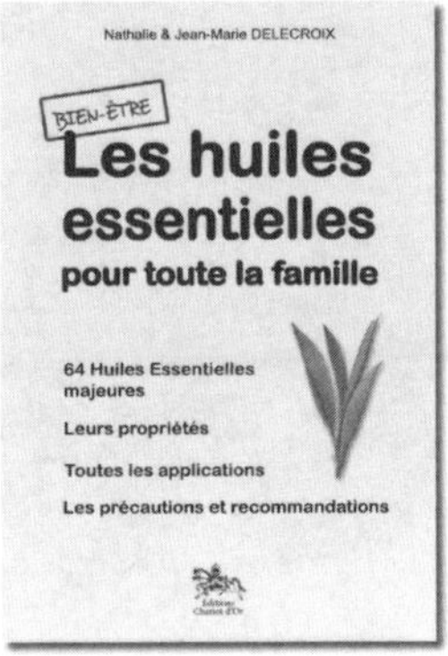


ISBN : 978-2-911-806-86-5
Format : 10 x 16 cm

Les Huiles Essentielles ne guérissent pas tout, mais elles sont utilisées depuis la nuit des temps pour nettoyer l'organisme, le désacidifier, le désoxyder, renforcer le barrage aux microbes et virus.

Ce guide présente 64 principales huiles essentielles, leur provenance, leurs vertus, leurs utilisations, les précautions d'emploi, les différentes qualités disponibles, leur conservation.

## Dans la même collection

Jean-Claude Secondé

**Cure naturelle anti-grippe**

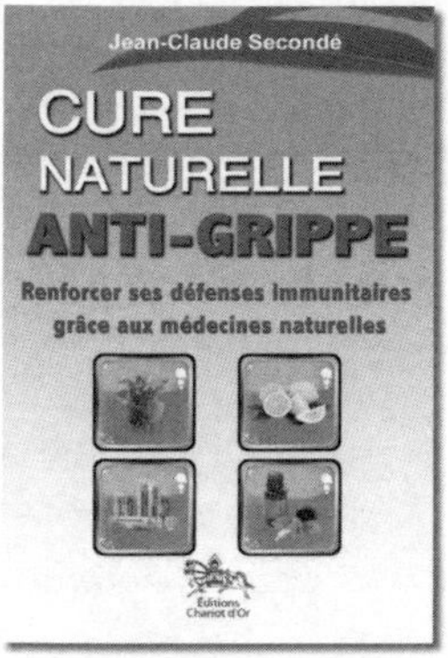


ISBN : 978-2-911-806-97-1
Format : 10 x 16 cm

Dans ce petit guide, Jean-Claude SECONDÉ, ostéopathe et naturopathe, fort de sa longue expérience de thérapeute, enseignant de médecines naturelles nous explique dans le détail comment renforcer notre immunité par des moyens à la portée de tous : homéopathie, extraits végétaux, algues, huiles essentielles, oligoéléments, compléments alimentaires…

Achevé d'imprimer en France sur les presses de la SEPEC
Dépôt légal : Décembre 2010